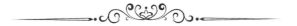

血管通道
护理管理与实践

XUEGUAN TONGDAO HULI GUANLI YU SHIJIAN

主编◎李旭英 黄钢 谌永毅

CSK 湖南科学技术出版社

《血管通道护理管理与实践》编委会名单

主　编　李旭英　黄　钢　谌永毅
副主编　袁　忠　李金花　王玉花　王　蕾　陈　英
编　委　(按姓氏笔画排序)

马新娟　（中国医学科学院血液病医院）
王惠芬　（湖北省肿瘤医院）
王玉花　（湖南省肿瘤医院）
王　蕾　（北京医院）
汤清波　（湖南省肿瘤医院）
刘　英　（湖南省肿瘤医院）
刘高明　（湖南省肿瘤医院）
刘冬英　（河南省肿瘤医院）
伍　瑛　（郴州市第四人民医院）
许湘华　（湖南省肿瘤医院）
李旭英　（湖南省肿瘤医院）
李金花　（湖南省肿瘤医院）
李卫平　（湖南省肿瘤医院）
陈　英　（广西医科大学附属肿瘤医院）
林　琴　（湖南省肿瘤医院）
林小平　（湖南省肿瘤医院）
岳志平　（宁乡市中医医院）
胡美华　（湖南省肿瘤医院）
胡成文　（安徽省肿瘤医院）
饶晓华　（怀化市第二人民医院）
唐　英　（新疆自治区人民医院）
郭彩霞　（吉林大学中日联谊医院）
袁　忠　（湖南省肿瘤医院）
袁　烨　（湖南省肿瘤医院）
夏开萍　（湖南省肿瘤医院）
谌永毅　（湖南省肿瘤医院）
黄　钢　（湖南省肿瘤医院）
梁　英　（湖南省肿瘤医院）
谢　娟　（陕西省肿瘤医院）
谢继英　（娄底市中心医院）
谭　慧　（湖南省肿瘤医院）

PREFACE

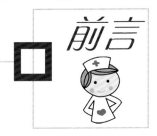

前言

质量管理是指组织为使产品或服务质量能满足质量要求，达到顾客满意而开展的策划、组织、实施、控制等有关活动的总和。质量管理是医护工作的根本，通过质量管理让护理服务不断持续改进满足质量标准，从而让患者受益。

随着静脉治疗工具、药物配置、辅助装置等的不断变革和静脉治疗技术的快速发展，静脉治疗出现越来越多高难度、高风险的操作，2014年国家卫生和计划生育委员会发布行业标准《静脉治疗护理技术操作规范》（简称"规范"）及2016年版美国静脉输液护理学会（INS）《输液治疗实践标准》更新出台，指导临床实践的同时，对静脉治疗临床实践提出了相应的质量要求。同时，患者对血管通道的需求也开始向无创、无痛、长期性转变。因此，迫切需要一本能够在临床血管通道护理技术领域为广大医务人员提供专科质量管理指导及参考依据的书籍，以促进行业标准的落实，规范静脉治疗行为，不断提升血管通道护理技术质量，从而更好地保障患者输液治疗的安全和品质。

为此，我们邀请血管通道专科领域的护理专家和资深专科护士，参考大量文献资料，学习《静脉治疗护理技术操作规范》和2016年版INS《输液治疗实践标准》，并总结国内现有的专科管理领域的理论、经验和方法，编写了这本《血管通道护理管理与实践》。

本书分五章，包括专科团队人员管理、血管通道专科工作制度和操作流程、并发症与风险的预防处理规范、健康教育。书中首次提出血管通道护理技术的各项管理制度和专科人员职责及范围的界定，引入多学科团队（MDT）的管理理念；同时也将各类血管通道的操作、维护、健康教育以及并发症管理进行详细描述，并把与开展血管通道技术相关辅助设备及器具的使用、管理纳入其中，最后考虑到临床静脉输液实践的需要，将血管通道护理技术相关文书资料、静脉治疗护理技术操作规范以附录形式展示以供临床参考。本书编写以文字、图表、流程相结合，力图全面系统介绍血管通道专科质量管理领域的相关内容，为广大医务人员日常血管通道专科领域管理工作提供指导及借鉴。希望本书的出版对血管通道临床专科技术的建设和完善起到促进作用，对医院血管通道领域人才培养有一定的指导意义。

《血管通道护理管理与实践》在编写过程中凝聚了血管通道专科领域护理人员的大量心血，在大家的共同努力下保证了本书的顺利出版，这本书的策划、编写和出版发行也得到了湖南科学技术出版社的支持，在此一并致谢！

由于编写人员的知识水平和收集查阅的资料有限，并且血管通道护理技术的发展日新月异，书中存在缺点疏漏在所难免，恳请广大护理同仁给予批评指正。

编者　李旭英

2019 年 5 月 15 日

CONTENTS

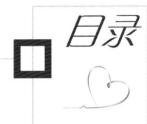

目录

CONTENTS

Contents

CONTENTS

Contents

第一章

专科团队人员管理

随着医疗技术的迅速发展，血管通道工具从简单的一次性头皮钢针，逐渐发展为静脉留置导管（PVC）、经外周静脉穿刺中心静脉导管［简称外周中心静脉导管（PICC）］及完全植入式静脉输液港［简称输液港（PORT）］等工具并存的现状。同时，随着输液工具和技术的发展，静脉输液这一临床护理最常见的操作逐渐趋向专科化。但是，由于各地区的静脉输液技术发展不平衡，部分护士的静脉输液观念有待更新，因此，专科化护理团队的建设与管理成为目前的重要任务之一。开展血管通道专科护士的资质认证管理，保证从事相关工作的护理人员熟练掌握血管通道的选择、建立、维护及拔除技术，以减少血管通道工具选择、使用不当所引起的药液外渗、静脉炎等并发症，保证静脉输液治疗的安全性和有效性，这些具有重要的意义。同时，血管通道专科团队进行规范管理是提高输液治疗质量和患者满意度，促进静脉输液专业化、规范化发展，加快专业化人才队伍建设，并最终实现静脉输液治疗的最佳实践的有力保障。

第一节 专科人员资质管理

专科护士是指在某一特殊或者专门的护理领域具有较高水平和专长的专家型临床护士。血管通道技术为专科护理实践项目之一，其专科技术内容主要包括传统 PICC 置管、B 超引导下改良塞丁格技术置管和静脉输液港置入等。血管通道技术的迅速发展促使护理人员只有通过专业培训才能更好地掌握相关理论知识、操作技能，更安全地开展血管通道新技术。因此，对血管通道专科护士的资质认证进行规范化管理，并不断培养自身的科研创新、组织管理等能力，是实现血管通道技术的标准化、专业化与程序化发展，保障

1

静脉输液质量与患者安全的必经之路。

一、PICC 传统置管护士资质认证

（一）目的

通过对 PICC 置入技术操作人员的资质准入，规范 PICC 置入技术操作，规范执业行为，规避风险。

（二）适用范围

从事临床静脉治疗的医护人员。

（三）标准

1. 首次认证基本条件

（1）依据《护士条例》获得护士资格的注册护士，有 5 年以上临床静脉治疗工作经验，护师以上职称。

（2）具备扎实的静脉输液基础理论知识和熟练的输液治疗护理操作技能，善于观察、评估，具备较强的疑难问题处理能力。

（3）身体健康，有良好的心理和身体素质。

（4）爱岗敬业、具有良好的表达和培训能力、具有团队合作精神及职业奉献精神。

（5）在培训机构经过 PICC 资质培训，培训内容包括 PICC 相关理论知识、操作技能、科研创新能力、组织管理能力等。独立成功完成 PICC 置管 3 例以上，熟练掌握 PICC 维护技术。通过考核合格，取得 PICC 资质证书（图 1-1）的人员。

2. 再次认证条件　对已取得 PICC 资质证的人员每 3 年认证 1 次，内容包括每年的实践操作及继续教育完成情况等，再次认证符合以下条件：

（1）每年至少从事血管通道置入及护理 40 小时以上或专科会诊数达 20 次以上。

（2）每年参加血管通道相关Ⅰ类和Ⅱ类继续教育学习，总学分不低于 10 学分。

（3）每年参与由专科小组或省级以上培训机构组织的有关血管通道置入及护理继续教育理论或操作培训 12 个学时。

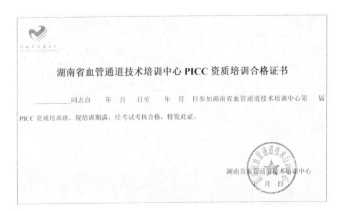

图 1-1 不同培训机构的 PICC 资质证书

二、B超引导下改良塞丁格技术置管护士资质认证

（一）目的

通过对B超引导下改良塞丁格置入技术操作人员的资质准入，规范B超引导下改良塞丁格置入技术操作，规范执业行为，规避风险。

（二）适用范围

从事临床静脉治疗的医护人员。

（三）标准

1. 依据《护士条例》获得护士资格的注册护士，经过PICC资质培训，通过考核取得PICC资质证书。

2. 取得PICC资质证书后，在临床已熟练地单独成功完成传统PICC置入（盲穿）达100例以上。

3. 在专业培训机构进行B超引导下改良塞丁格技术（包括非B超引导下改良塞丁格技术）脱产培训1个月，单独成功完成B超引导下改良塞丁格技术PICC置管（包括非B超引导下改良塞丁格技术）10例，并经相关理论考试合格，取得B超引导下改良塞丁格技术置管（包括非B超引导下改良塞丁格技术）资质。

4. 取得B超引导下改良塞丁格技术（包括非B超引导下改良塞丁格技术）置管资质后上报医院护理部或静脉输液小组统一备案，才能实施B超引导下改良塞丁格技术（包括非B超引导下改良塞丁格技术）的置管操作。

三、完全植入式静脉输液港置入人员资质认证

（一）目的

通过对完全植入式静脉输液港置入技术操作人员的资质准入，规范植入式静脉输液港置入技术的操作，规范执业行为，规避风险。

（二）适用范围

具有执业医师资格证书的临床医师。

（三）标准

1. 执行完全植入式静脉输液港置入人员必须持有执业医师资格证书。

2. 具有 2 年以上临床工作经验，热爱本职工作，具有良好的沟通、宣教能力和高度的责任心。

3. 执行完全植入式静脉输液港置入人员应拥有以下专业知识和技能

（1）具有解剖学和生理学知识。

（2）具有提高输液治疗安全性和促进最佳实践的能力。

（3）实施外科手术所必需的技能。

（4）具有与输液治疗相关的最先进的知识。

（5）具有社会心理学方面的知识，包括对患者的整体性、特殊性、社会关系、社会知识和经济来源的发展变化的敏感度。

（6）能与医疗机构团体中其他成员互动合作，并参与临床决策的制定过程。

4. 经过输液港相关理论知识和操作技能的专业培训

（1）理论培训包括：输液港的发展及应用；输液港的构造、置入方法及手术过程；输液港使用及维护操作标准和流程；输液港常见并发症及预防处理等。

（2）操作技能培训：要求学员理论培训合格后再参加操作技能培训。操作技能培训在培训基地脱产学习 2 周，内容包含：教学模型模拟操作演示、培训基地观摩见习、在培训基地专业组成员指导下实际操作达 15 次以上。

5. 通过理论知识和操作技能考核后，由培训机构发放完全植入式静脉输液港置入资格证书（图 1-2）。

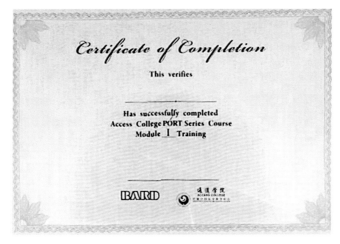

图 1-2　静脉输液港置入资格证书

四、维护人员资质管理

（一）目的

通过对血管通道维护人员资质的管理，规范血管通道维护的操作标准，规范执业行为，规避风险。

（二）适用范围

从事临床静脉治疗的医护人员。

（三）标准

1. 进行血管通道（PICC、PVC、PORT）维护的人员首先必须有注册护士或执业医师资格证书。

2. 大专以上学历，有 1 年以上临床工作经验。

3. 热爱本职工作，具有良好的沟通和健康宣教能力，有较强的责任心。

4. 经过静脉治疗理论和技术操作培训，熟练掌握各种血管通道维护的流程和技术操作规范，并考试合格者。

5. 医院定期对维护人员进行相关理论知识、操作技能、科研创新能力等方面的培训，不断提高专业能力，持续改进血管通道护理质量。

6. 医院每年统一对维护人员进行理论和技术操作考核。如考核未通过者，需要进行再次培训，直至考核通过才能继续进行血管通道的维护。

第二节　专科护士岗位职责

岗位职责是指一个岗位所要求的需要去完成的工作内容以及应当承担的责任范围。作为取得资格证书的血管通道专科护士将在医院承担 PICC 置管、维护及血管通道相关专科会诊和管理等工作，制定相应的岗位工作内容及承担责任范围，可以使其更好地履行专科护士的工作职责。

一、置管护士工作职责

（一）责任范围

1. 负责完成及协助临床医护人员开展各类静脉导管的置入。

2. 负责指导及协助临床护理人员完成各类静脉导管置入前的评估及告知工作，帮助患者选择合适的静脉通道工具。

3. 开展各类血管通道的健康教育咨询、科研教学工作。

4. 负责置管室的管理工作。

（二）素质要求

1. 热爱本职工作，具有工作责任心，有奉献精神和良好的医德修养。

2. 具备扎实的静脉治疗专业理论知识和熟练的静脉治疗操作技能，具有工作责任心和静脉治疗相关工作的观察、评估、疑难问题的处理能力。

3. 在静脉专科小组的领导和指导下工作，服从本科护士长的领导。遵守医院的各项规章制度，做到8小时在岗，24小时负责。

（三）工作内容

1. 负责置管物品管理，保障物品的质量，物品数目正确，"9S"定位管理到位，保持置管室整齐、清洁。

2. 负责置管室内的各种空气监测、无菌物品的管理和监测工作。做到每天置管前半小时进行置管室空气消毒。

3. 熟练掌握各种静脉置管的规范化操作技能，掌握各种静脉置管的适应证及禁忌证，遵守各种静脉置管的操作规程，准确、及时完成患者的静脉置管工作。

4. 置管后为置入静脉导管患者及家属提供知识宣教和咨询，完成置管后的随访工作。

5. 做好置管资料的收集统计，完成患者护理病历及本班的工作记录。

6. 定期检查置管室内的抢救器械及药品，保证功能完好，均在有效期内。掌握静脉治疗风险处理预案、意外事件的救治原则与抢救技能，在突发事件患者救治中发挥重要作用。

7. 预防和处理置管后各类并发症。

8. 承担本院、进修护士、实习同学的静脉治疗专科理论和技能的培训及带教工作；承担临床护理教学工作，传授静脉治疗专科知识、技能和经验。

9. 结合临床开展各种科研活动，促进静脉治疗学科的不断发展。

10. 做好置管室的协调管理工作，保证置管工作井然有序进行。

11. 参与专科进阶培训，不断提高专业水平。

二、维护护士工作职责

（一）责任范围

1. 完成各类血管通道的维护工作。
2. 指导及协助临床医护人员开展各类血管通道的规范化维护。
3. 开展血管通道的健康教育和咨询、科研教学工作。
4. 负责维护室的管理工作。

（二）素质要求

1. 热爱本职工作，具有工作责任心，有奉献精神和良好的医德修养。
2. 了解静脉治疗专业理论知识，具有熟练的静脉治疗操作技能，具备静脉治疗相关工作的观察、评估、疑难问题处理能力。
3. 在静脉专科小组的领导和指导下工作，服从本科护士长的领导。遵守医院的各项规章制度，做到8小时在岗，24小时负责。

（三）工作内容

1. 负责维护室内物品管理、妥善保管维护室财产，保持维护室整齐、清洁，物品数目清楚，"9S"定位管理到位。维护操作前保证用物齐全。
2. 负责维护室内的各种空气监测、无菌物品的管理和监测工作。做到每天维护前半小时进行维护室空气消毒。
3. 熟练掌握各种血管通道维护的规范化操作，掌握各类血管通道维护的适应证及禁忌证，遵守血管通道维护的操作规程，准确、及时完成患者血管通道维护工作。
4. 为血管通道患者及家属提供知识宣教和咨询，对发生血管通道相关并发症的患者进行随访，跟踪症状改善情况。
5. 完成患者护理病历及本班的工作记录，并做好维护资料的收集统计。
6. 定期检查维护室内的抢救器械及药品，保证功能完好，均在有效期内。掌握静脉治疗风险处理预案、意外事件的救治原则与抢救技能，在突发事件患者救治中发挥重要作用。
7. 承担本院、进修护士、实习同学的静脉治疗专科理论和技能的培训及带教工作；承担临床护理教学工作，传授静脉治疗专科知识、技能和经验。

8. 结合临床开展各种科研活动，促进静脉治疗学科的不断发展。

9. 做好维护室的协调工作，保证维护工作井然有序进行。

10. 参与专科进阶培训，不断提高专业水平。

三、专科会诊护士职责

（一）责任范围

1. 负责静脉输液专科领域的会诊工作。

2. 与其他学科医护人员协调沟通，解决专科领域的疑难问题。

3. 开展血管通道领域的健康教育和咨询、科研教学工作。

（二）素质要求

1. 热爱本职工作，具有工作责任心，有奉献精神和良好的医德修养。

2. 具备扎实的静脉治疗专业理论知识和熟练的静脉治疗操作技能，具备静脉治疗相关工作的观察、评估、疑难问题处理能力。

3. 在静脉专科小组的领导和指导下工作，服从本科护士长的领导。遵守医院的各项规章制度，做到8小时在岗，24小时负责。

（三）工作内容

1. 参与并指导临床静脉输液护理实践，给临床护士提供有价值的静脉输液指导性意见，能及时发现并善于分析解决临床各种静脉输液疑难问题，对潜在的并发症采取适当的预防措施。

2. 参加院内外静脉治疗护理领域的专科会诊，协助临床解决静脉置管困难和血管通道相关并发症处理工作，如导管感染、堵管、意外拔管、断管等。按病患要求合理安排出诊工作，有计划地进行追踪观察及记录。

3. 负责出诊物品管理、清理卫生工作，物品数目清楚，无菌物品、抢救器械及药品功能完好，均在有效期内；"9S"定位管理到位。

4. 担当起与其他学科（如放射科、血管外科、B超室等）专业人员协调合作的职责，帮助解决临床静脉治疗护理领域的疑难问题，同时促进不同专科之间的相互交流。

5. 掌握静脉治疗风险处理预案、意外事件的救治原则与抢救技能，在突发事件患者救治中发挥重要作用。

6. 承担本院、进修护士、实习同学的静脉治疗专科理论和技能的培训及带教等临床护理教学工作，传授静脉治疗专科知识、技能和经验。

7. 完成患者的会诊记录，并做好会诊资料的收集统计。

8. 结合临床开展各种科研活动，促进静脉输液学科的不断发展。

9. 参与专科进阶培训，不断提高专业水平。

第三节　血管通道多学科团队构架与职责

多学科团队（MDT）治疗模式在欧洲国家和美国已被广泛接受，MDT诊疗模式可以促进团队内成员的合作、沟通和正确决策，有助于分享相关领域的专业知识从而提高业务水平，使传统的个体式经验性医疗模式转变为现代小组协作规范化决策模式。由此多学科团队可以推动全方位专业化、规范化诊治策略与合理化医疗资源整合配置，最终以质量控制系统来不断提高专业水平，进一步推动多学科交叉发展。血管通道专科随着输液工具和输液技术的发展，需要多学科团队来共同决策及协作来满足患者及相关组织对安全有效和高质量输液治疗的需求。

一、多学科团队成员构架与职责

（一）多学科团队的构架

1. 多学科团队（MDT）治疗模式的概念及意义　多学科团队治疗模式是根据患者病情需要，由不同专业背景的专家为患者量身定做诊治方案，更好地为各种不同病情的人群服务，改善患者的临床预后，在有效利用有限资源的基础上，减轻患者经济和心理负担，促进患者较快康复。

近年来，国内外很多医疗中心针对多种临床疾病积极展开了 MDT 治疗。欧美和澳大利亚等国家在癌症的医疗体系中，广泛实施了 MDT 模式。英国政府的医疗卫生部门早在 1993 年就将 MDT 模式应用于社区医疗卫生保健，英国国家医疗服务体系（NHS）在 1996 年把该模式写入改善癌症（乳腺癌）预后的指南。由于 MDT 模式在癌症诊疗过程中的重要作用，现在该模式亦在多种良性病中推行，包括糖尿病、脑卒中与神经康复、慢性阻塞性肺疾病和冠心病等。

在中国，MDT 模式正在被关注，并已建立少数的医疗中心。四川大学华西医院结直肠外科率先在国内建立了结直肠肿瘤 MDT 团队。但我国 MDT 诊疗模式刚刚起步，尚无标准和规范。

血管通道多学科团队模式是指根据患者病情需要，由医疗专家、护理专家、血管通道专科护士，以及药剂学、影像学、介入专科等不同专业背景的专家，为患者量身定做相关诊治方案，为患者选择合适的血管通道并最大程度地保证患者带管期间的生活质量和医疗安全。

2. 多学科团队的组成及要求　血管通道多学科团队由医院的医务部和护理部组织建立，团队组长一般由主管血管通道工作的领导担任，优秀的负责人是实施有效 MDT 诊疗模式的先决条件。MDT 团队效能的关键因素是组成团队的人力资源的质量。因此领导对于团队技能的发挥显得特别重要。

血管通道多学科团队副组长由一名专业知识扎实、具有学科权威的血管通道专科护士担任，一般均为医院血管通道专科的学术带头人。该负责人不仅需要有凝聚力和领导力，富于工作热情，而且要有足够的时间组织参加 MDT 会议，特别在 MDT 刚成立的时候，出现经常缺席、观点争议、学科间的差异等问题，需要进一步磨合和沟通时，更需要一位有影响力、包容性、不断鼓励参加 MDT 并积极发言的负责人。在遇到不同意见时，负责人要进行高度的整合、总结和决策，提醒专家注意在学术问题上避免专制做法和等级限制，不因与高年资医师的意见不同而不发表意见，不因低年资医师而蔑视其建议。

血管通道多学科团队中专家组是 MDT 核心层，其成员应当为与血管通道相关专业的高级职称以上具有独立诊治能力，有一定专业学术水平的医学专家。选正确的人，才能做正确的事和正确地做事。成员的甄选过程是否严格、科学，甄选出的成员所具有的技能是否与整个团队任务相匹配，是否与团队倡导的价值观相一致，直接影响成员日后的工作行为，进而影响个人绩效和团队整体绩效。MDT 团队要从组成成员的源头做起，把握好甄选关，确保团队获得个人综合素质较高的员工。参加多学科团队的成员需要志同道合，有参加 MDT 的愿望；有团队精神，善于合作，尊重他人的意见；并能时刻跟踪本领域诊断治疗的发展前沿和国内临床实践指南的改变，让患者得到及时恰当的诊断和治疗。同时还需要有临床决策力与创新力，对非典型、不适合指南的病例能给予适当的治疗建议。

血管通道多学科团队中秘书（协调员），专职负责协作联络工作，是血管通道多学科团队高效规律运行的必要条件。协调员负责安排会议、收集患者资料、记录患者诊断治疗的决议，协调、沟通 MDT 成员之间的关系，准备必要的设备设施，安排培训内容与时间等工作。通常由一名主管护师职称以上的血管通道专科护士来承担。

3. 血管通道多学科团队的构架图（图 1-3）

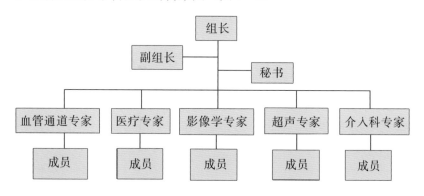

图 1-3　血管通道多学科团队构架图

（二）多学科团队成员的职责

1. 组长/副组长职责

（1）在相关部门领导下全面负责血管通道多学科团队工作。

（2）明确多学科团队组织使命和任务目标。

（3）制定医院血管通道多学科团队工作流程及诊疗规范。

（4）制订团队常规医疗与培训工作计划。

（5）及时提供有关目标达成和任务进度的反馈，促进团队内外部沟通，协调成员之间的进度。

（6）召开多学科团队会议，协调多学科之间的配合。

（7）负责组织各病区的血管通道疑难病例会诊，运用多学科团队的力量为临床解决有关血管通道疑难问题，对血管通道存在的疑点进行帮助与指导，提高血管通道安全。

（8）训练培养团队成员的信任感和凝聚力，增强团队成员的信心。

（9）组织及协调多学科团队开展专科领域的科研及教学工作，促使专业的不断发展。

2. 秘书职责

（1）在组长领导下开展工作。

（2）负责各类会议的组织召集，会议安排及沟通协调，书写会议记录。

（3）负责完成各类会诊的召集，会诊记录及资料整理。

（4）负责进行多学科团队各类资料的整理、统计分析与评价。

3. 组员职责

（1）在组长领导下参与血管通道多学科团队工作。

（2）按照医院血管通道多学科团队工作流程及诊疗规范参加多学科诊疗。

（3）按照团队常规培训工作计划参加培训。

（4）参加多学科团队会议，及时听取有关目标达成和任务进度的反馈，对团队的发展提出建设性的意见及建议，促进团队不断发展。

（5）积极参加各病区的血管通道疑难病例会诊，运用专科知识帮助临床解决有关血管通道的疑难问题，对血管通道存在的疑点进行帮助与指导。提高血管通道安全。

（6）参与专科领域的科研教学工作，促进专业的不断发展。

二、质量管理小组成员构架与职责

（一）质量管理小组的构架

1. 质量管理概念及意义　质量是指产品、过程或服务满足规定要求的程度。护理质量是指护理人员为患者提供护理技术服务和基础护理服务的效果及满足患者对护理服务一切合理需要的综合，是在护理过程中形成的客观表现，直接反映了护理工作的职业特色和工作内涵。

管理是社会组织中为了实现预期的目标，以人为中心进行的协调活动。它包括 4 个含义：管理是为了实现组织未来目标的活动，管理的工作本质是协调，管理工作存在于组织中，管理工作的重点是对人进行管理。

质量管理是指确定质量方针、目标和职责，并通过质量体系中的质量策划、质量控制、质量保证和质量改进来实现所有管理职能的全部活动。血管通道质量管理是指按照血管通道质量形成过程和规律，对构成血管通道质量的各个要素进行计划、组织、协调和控制，以保证血管通道护理服务达到规定的标准和满足服务对象需要的活动过程。

为了提高血管通道专科护理质量，血管通道质量管理小组的工作包括对血管通道专科管理中的数据进行收集和统计分析，并对异常意外事件开展品管圈活动，进行深入剖析和讨论，提出整改意见，根据改进结果不断完善工作流程。如每季度召开关于 PICC 置管后血栓形成的病例讨论会，将近期相关病例的病情、护理、治疗、处理后的转归情况等信息汇报，邀请多学科专家会诊，采用头脑风暴法，讨论分析其高危因素，拟定预防措施，制定风险评估表，加强对重点指标的监控，完善诊疗规范，落实护理管理制度，保障质量的持续改进和提高。

2. 血管通道质量管理小组的组成和要求　质量管理小组一般由 1 名组长，1 名秘书和若干组员组成。以组长为核心，PICC 骨干护士为成员，负责血管通道并发症的预防、相关培训、科研等质量管理工作，每项工作分设一个小组长，所有成员在组长的领导下，制定血管通道质量管理小组职责，小组各项工作具体分到个人，分工合作，对血管通道质量管理进行过程性、持续性、预防性的全面管理。

3. 血管通道质量管理小组构架图（图 1－4）

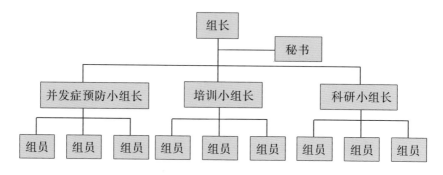

图 1－4　血管通道质量管理小组构架图

（二）质量管理小组成员职责

1. 组长职责

（1）制定医院血管通道质量管理小组的工作流程及各类血管通道诊疗护理规范。

（2）负责组织全院护理人员开展有关血管通道护理领域的新理念、新知识、新技术业务培训及带教工作，提高护理人员血管通道护理的业务水平及操作技能。

（3）负责组织小组成员对医院各科室医护人员进行血管通道质量管理，提高医院血管通道质量。

（4）负责组织本小组成员对各病区血管通道质量管理进行监控，及时指出血管通道工作中的薄弱环节，进行质量分析，提出整改措施，评估效果，促进医院血管通道质量的持续改进。

（5）负责组织各病区的血管通道护理方面的疑难病例会诊，运用小组的力量为临床护士解决有关血管通道护理方面的疑难问题，对血管通道护理中存在的疑点进行帮助与指导。提高血管通道护理的安全。

（6）负责每月通报全院血管通道护理风险事件及整改效果。

（7）负责组织开展血管通道管理的持续质量改进（CQI）项目，不断总结临床护理经验，提高血管通道管理水平。

2. 秘书职责

（1）协助组长工作。

（2）负责各类会议的组织召集，会议安排及沟通协调，书写会议记录。

（3）负责收集全院护士血管通道质量管理护理风险事件相关信息，每月做好分析统计。

（4）负责进行血管通道质量整改效果资料的整理、统计分析与评价。

3. 组员职责

（1）参与制定血管通道质量管理工作流程及各类血管通道诊疗护理规范。

（2）参与组织全院护理人员有关血管通道护理领域的新理念、新知识、新技术业务培训及带教工作，提高护理人员血管通道护理的业务水平及操作技能。

（3）指导医院各科室医护人员进行血管通道质量管理，参与对医院血管通道护理措施的管理与检查，提高医院血管通道质量管理。

（4）督查全院各科室护理人员血管通道护理风险事件上报情况，要求达到上报率100%。

（5）分析血管通道护理中发生的风险事件，对存在的问题提出改进措施，督促整改，评估效果。

（6）参与血管通道管理的CQI项目，不断总结临床护理经验，提高血管通道管理水平。

第 二 章

血管通道专科工作制度

为推动静脉输液治疗护理技术向标准化、专科化、科学化发展，在培养静脉治疗专科护士、组建静脉治疗 MDT 专科团队的同时，应借鉴国外成熟的管理理念和方法，对静脉治疗专业进行规范化、制度化管理，形成系统的静脉治疗组织管理制度及体系，以加强血管通道专科技术和人员的管理，从而提升静脉治疗质量，保障患者安全。

第一节　护理管理制度

护理管理制度是一套完整的、科学的护理管理运行规则。严格的管理制度和工作流程可以更好地指导临床医护人员规范地实施血管通道专科工作，有利于血管通道专科技术发展。

一、血管通道中心管理制度

1. 血管通道中心在护理部的领导下由专职或兼职护士长负责管理，科室全体工作人员积极协助。

2. 由经过血管通道专科知识培训并取得专科资质证的人员（如 PICC 资质证人员）值班，给患者提供专业的血管通道护理服务。

3. 值班时坚守工作岗位，严守劳动纪律，按要求着装，仪表端庄。

4. 热情接待就诊及咨询人员，耐心做好解释及宣教工作。合理安排就诊，维持良好的候诊秩序。

5. 严格遵守各项操作规程，认真落实医院护理工作制度，根据血管通道专科工作特点制定相关制度和流程规范，严防护理不良事件发生。

6. 对需要进行侵入性操作的患者，严格履行告知程序，取得患者及家属的同意方可进行操作（如 PICC 置管术），并签署知情同意书。

7. 进行各项护理操作时，尊重患者权利，保护患者隐私。

8. 加强与临床科室的沟通协作，共同完成各项工作任务。

9. 协助护理部负责医院血管通道领域的教学培训、质量管理及科研等工作，推动专科护理工作发展。

二、置管室管理制度

1. 参照手术部（室）工作制度制定置管室管理制度，设立中心置管室（图 2-1），配备相关的专业设备与设施，如血管 B 超机、置管床、置管桌、空气消毒机等。

2. 置管室主要用于血管通道的置入（包括门诊、住院患者），划分限制区、半限制区、非限制区，各区之间设分区隔断门，标志明确。

3. 置管室严格控制人员密度和流量。置管过程中无关人员不得进入置管室，凡进入置管室实习和参观的人员应服从置管室工作人员的安排，减少不必要的人员走动。

4. 操作人员进入置管室必须穿工作服、戴圆帽及口罩。患者进入置管室前应更换病号服，戴好圆帽、口罩，换鞋进入。室内必须保持安静，禁止高声喧哗。不得在置管时谈论与置管无关的话题。

5. 医院感染预防与控制

（1）严格遵守手卫生规范，置管前后洗手，每月进行手卫生质量监测。

（2）物品摆放规范、统一，标识清晰。无菌物品及非无菌物品分开放置，各类无菌穿刺包、一次性无菌物品按日期先后定位放置，每月按时清查物品有效期及数目，过期及破损应及时更换。

（3）严格执行清洁卫生制度、医院感染控制制度。保持室内整齐、清洁，每日开窗通风半小时，置管前后进行清洁整理工作，每日用消毒液擦拭桌面、治疗车、地面及各类物体表面 2 次，每天空气消毒 2 次，每次 30 分钟，并登记签名。置管室每周彻底清洁消毒 1 次，每月空气培养 1 次，报告单留存。

（4）严格执行无菌操作制度，实施标准预防。落实消毒隔离制度，一人一巾、一压脉带、一套消毒包、一套导管，不得合用或重复使用，防止交叉感染；对传染病患者用过的器械、敷料，应按规定消毒处理。具体的处理要求执行医院消毒供应中心清洗消毒及灭菌技术操作规范（WS/T310.2—

2009）。做好垃圾分类管理。

6. 备好急救药品和器械，随时处于备用状态。

7. 做好财产管理，建立耗材账目登记本和设备设施登记本，做好每班清点和交接工作。

8. 严格执行交接班制度，认真填写置管室各项记录。

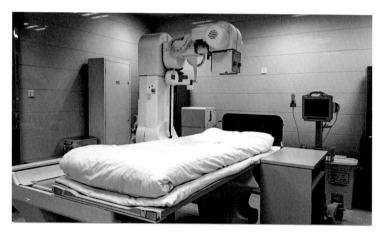

图 2-1　中心置管室

三、维护室管理制度

1. 参照普通病区换药室要求制定维护室管理制度，设立门诊维护室（图2-2），配备相关的专业设备与设施，如维护桌、空气消毒机、治疗车等。

2. 维护室严格控制人员密度和流量，无关人员不得进入维护室。

3. 维护间工作人员必须穿工作服，戴圆帽，操作时戴口罩。

4. 热情接待来诊和咨询人员，关心体贴就诊患者，指导门诊患者维护前按照门诊维护流程进行评估、挂号、交费。

5. 耐心做好解释和宣教工作。室内健康宣教资料要及时补充、定期更新。

6. 保持维护间环境整洁，每天用消毒液擦拭治疗车、治疗台表面及各类物体表面2次，每天行空气消毒2次，每次30分钟，并登记签名。维护室每周彻底清洁消毒1次。每月空气培养1次，报告单留存。

7. 按感染控制标准进行室内分区，严格区分清洁区和污染区，物品定位放置，维护间内不得存放生活物品。无菌物品与非无菌物品应分开放置，每月按时清查物品有效期，正确处理医疗废物。

8. 做好物品和耗材管理，建立账目登记本，做好每班清点和交接工作。

9. 严格执行交接班制度，认真填写维护室各项记录（图 2-3）。

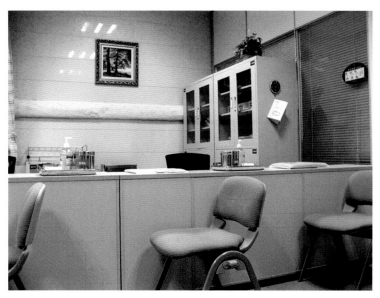

图 2-2　门诊维护室

时间	科室	姓名	维护项目（次）							维护情况	维护者	备注
			换药	静注	保护膜	预冲式	敷料	接头	思乐扣			

图 2-3　门诊患者维护工作登记表

四、置入操作管理制度

1. 执行血管通道置入操作的人员必须取得血管通道置入资质认证，以确保血管通道置入安全。

2. 血管通道置入操作必须在已准备完善的血管通道置管室或手术室进行，减少导管相关并发症的发生率。

3. 血管通道置入的材料严格按医院规定进行领取，置入前按操作规程进行核对检查，高值耗材置入后按高值耗材制度要求粘贴产品条形码，并完善各项记录。

4. 根据患者的病情及血管情况、治疗需要进行综合评估，在满足治疗需求的前提下选择最合适患者需要的血管通道的类型、型号。

5. 为患者做好置管前准备和健康教育，中心静脉导管置入前必须与患者签署知情同意书后方可进行置管。

6. 按照手术/有创操作安全核查制度要求对患者身份和操作部位、操作名称、置入方式、医疗文书和置入器材等内容进行核查。

7. 落实医院感染预防与控制，置入过程中实施标准预防，严格遵守手卫生规范、无菌操作制度、医院感染控制制度、消毒隔离制度和清洁卫生制度。

8. 血管通道置入后按照护理文书规范的要求及时记录置管档案及各项护理记录，录入患者信息，建立置管信息档案，落实患者的健康教育和功能锻炼指导。

9. 中心静脉导管置入后必须进行 X 线胸片定位，由放射诊断科医师发出定位报告后，才能使用。

五、维护操作管理制度

1. 进行中心静脉血管通道维护人员必须是经过血管通道维护培训的护士，熟练掌握血管通道维护的专业知识和技能，考核合格后方可实施维护操作。

2. 严格按各类血管通道维护操作标准进行维护，防范及减少并发症。

3. 严格执行无菌操作制度和消毒隔离制度。操作前后应严格洗手或速干手消毒，严格执行操作规程，认真落实查对制度，严防差错事故发生。

4. 在血管通道维护过程中发现问题应及时处理，如有疑难问题及时与静脉输液小组联系，请求指导与帮助。并向患者的主管医师及护士告知。

5. 及时完善各项血管通道的护理记录。

6. 做好维护物品的管理，确保符合维护要求。

7. 落实维护后患者的健康教育，中心血管通道维护按要求认真完成维护手册内容的填写，如 PICC 患者维护登记表（图 2-4）。

日期	时间	外露长度cm／臂围cm	肝素帽或正压接头／换敷贴	冲管		状况描述						处理	签名
				生理盐水	肝素盐水	渗血	水肿	静脉炎	穿刺点感染	堵管	其他		

注：请在相应的栏内打"√"

图 2-4　PICC 患者维护登记表

六、随访制度

1. 住院患者随访

（1）随访对象为住院部中心静脉导管置管后患者。

（2）中心静脉置管术后 1~3 天，血管通道专科护士进行现场随访；其后由病房责任护士跟踪随访，有疑难问题及时与血管通道专科护士联系。

（3）随访内容包括中心静脉导管局部穿刺点情况、并发症的情况和评估患者的健康行为能力，如患者置管手臂和颈部情况、导管使用情况、导管维护情况、患者或家属对中心静脉导管知识掌握情况，并根据回访情况给予具体指导及帮助。

（4）及时将患者随访情况记录于患者的中心静脉导管置入档案中。

（5）随访中发现问题及时与病房责任护士沟通，督促落实。

2. 门诊患者随访

（1）随访对象为门诊中心静脉导管置管后患者。

（2）建立门诊 PICC 患者随访登记表（图 2-5），完整记录患者信息。

（3）门诊患者置管后 1～3 天进行第一次电话随访，以后每月电话随访一次至导管拔出为止。

（4）随访内容包括中心静脉导管局部穿刺点情况、并发症的情况和评估患者的健康行为能力，如患者置管手臂和颈部情况、导管使用情况、导管维护情况、患者或家属对中心静脉导管知识掌握情况，根据患者主诉如实填写。

（5）随访护士根据回访情况给予具体指导及帮助。

3. 随访要求

（1）随访护士规范礼貌用语，注意沟通技巧。

（2）随访护士保持慎独精神，落实随访，认真记录。

（3）随访护士在随访中遇到不能解决的问题及时向护士长汇报，寻求解决方法，必要时向护理部汇报，并申请会诊。

（4）随访内容要全面，针对患者反馈的情况及时准确判断中心静脉导管的相关并发症，并给予早期干预指导。

（5）发生中心静脉导管相关并发症的患者应跟踪随访并发症处理情况，直至并发症好转或痊愈。

登记号： 姓名： 年龄： 诊断： 联系电话： 置管时间：

随访时间	随 访 情 况			护士指导	随访者
	维护	局部	导管		

图 2-5 门诊 PICC 患者随访登记表

第二节 核心制度

核心制度是护理工作中必须认真落实执行的工作制度。血管通道技术作为一种侵入性操作，落实核心制度，对血管通道的规范化管理，预防血管通道相关并发症十分重要。

一、查对制度

1. 医嘱应做到班班查对，下一班查上一班，每天总对，包括电脑医嘱单、各类执行单、各种标识（饮食、护理级别、过敏、隔离等），科室设有医嘱查对登记本，每次查对后应在医嘱查对登记本上及时记录日期、时间、姓名和查对结果。

2. 各项医嘱要认真审查，发现有疑问和错误医嘱时要及时与开医嘱的医师商量、纠正，避免执行错误医嘱。如果发生争执，必须报告科主任和护士长，主任和护士长认定后执行。

3. 各项医嘱处理后，应查对并签名，护士在执行各项医嘱前，必须查对无误后方可执行。

4. 执行医嘱须严格执行"三查八对一注意"

（1）三查：备药后查，服药、注射、处置前查，服药、注射、处置后查。

（2）八对：对床号、姓名、药名、剂量、浓度、时间、用法、药品有效期。

（3）一注意：注意用药后反应。

5. 药物准备后，应有第 2 人核对，确认无误后方可执行。清点和使用药品时，要检查药品标签、批号和失效期，检查瓶盖及药瓶有无松动与裂缝，安瓿有无裂缝，药液有无变色与沉淀，任何一项不符合标准，均不得使用。多种药物同时使用时，注意配伍禁忌。

6. 过敏药物给药前，要详细询问患者的用药史及有无过敏史，并查对皮试结果，无误后，方可执行。

7. 毒麻药等特殊用药，开医嘱的医师必须是具有资质的医师，否则不准执行，毒麻药、第一类精神药使用后要保留空瓶备查，同时在毒麻、精神药品管理记录本上登记并签全名。

8. 取血凭取血单与血库人员共同做好"三查""十一对"。"三查"即查血液的有效期、血制品的质量和输血装置是否完好。"十一对"即对床号、姓名、性别、年龄、科室、住院号、血袋号、血型、交叉配血检验结果、血液的种类和血量。在交叉配血试验单上签名。

9. 输血前要经 2 人查对（查对血液成分、采血日期、血液有无凝血或溶血现象、血袋有无泄漏、输血量、供血者与受血者的姓名与血型、交叉配血结果等），无误后方可输入，并在医嘱单、输血单上 2 人签名。输血过程中注意观察有无输血反应，输血完毕，空血袋低温保存 24 小时。

10. 使用无菌物品和一次性无菌用物时，要检查包装和容器是否严密、干燥、清洁、灭菌日期、有效期、灭菌效果指示标记是否达到要求，包内有无异物等。

二、手术／有创操作安全核查制度

手术/有创操作是指外科医师用手术刀和其他器械等，切开、摘除、改变或为了诊断、治疗而插入内窥镜的操作。PICC、中心静脉导管（CVC）、PORT 置入属于有创操作项目，可参照执行。

1. 原则上患者要共同参与手术/有创操作安全核查（简称"手术安全核查"）。

2. 手术安全核查是由具有执业资质的手术医师、麻醉医师和护士三方，在手术室、介入室、内镜室、诊查室和其他对患者进行手术/有创操作的场所，对患者身份和手术部位、手术名称、手术方式、医疗文书和特殊设备（置入物）等内容进行核查。

3. 手术标记

（1）参与手术标记人员：

①择期手术：原则上由手术主刀医师和患者共同在术前一天，在病房内进行标记，无自主能力者（包括昏迷以及患精神疾病等患者）要有患者家属参与确认，如患者无家属需由两名医师共同参与标记。以上过程需记录在术前小结中。

②紧急手术：原则上按上条标准执行，如病情危急、患者家属无法参与，可在消毒前由一名医师和一名医护人员共同进行标记。

（2）手术标记要使用黑色手术标记笔，消毒后要清晰可见。

（3）手术标记的形状：

①手术部位和穿刺部位用"＿＿＿＿＞"来标记。

②如果手术部位不能用手术笔标记，则采用环带形式来标记手术部位（确定左右上下部位，比如上肢骨折石膏固定后）。

（4）以下情况必须进行手术标记：

①成对器官的单侧手术（如肾脏、输尿管、卵巢、输卵管、眼睛、肺脏、耳、手、足、锁骨、肢体、肢体关节等）。

②腹腔镜下的双侧器官进行单侧手术时，也应进行手术部位标记。

③有左右之分的手术（如脑、鼻）。

④有多个层次之分的手术（如椎间盘或椎体手术）。

⑤有多个数目之分的手术（如手指、足趾、肋骨手术）。

⑥牙齿等无法直接标记可在 X 线片上标记（但要区分 X 线片的正反）。

（5）以下情况不需要进行标记：

①成对器官的双侧手术（如输精管结扎手术）。

②单一器官（如食管、胃、胰腺、肝脏、膀胱、子宫等）。

（6）手术部位缝合或操作结束后，由手术医师将手术标记符号擦拭干净后方可包扎。

（7）需做穿刺的操作，需在穿刺点进行标记。由自然腔道进入体内的内镜手术根据实际情况标记。

4. 手术核查

（1）麻醉实施前核查：麻醉医师、巡回护士、患者共同参与核对。按照"手术安全核查单"麻醉实施前的核查项目依次核对。

（2）术前暂停（Time out）：

①巡回护士负责"Time out"指令。

②整个手术团队共同参与"Time out"程序。

③采用问答方式，手术切皮前巡回护士对照"手术安全核查单"依次提问，麻醉医师对照腕带答出姓名、性别、年龄、病案号或 ID 号；手术主刀医师回答手术方式、手术部位、手术体位、确认手术标识，陈述预计手术时间、预计失血量、强调关注点；麻醉医师陈述麻醉分级、强调关注点、应对方案；器械护士陈述无菌物品灭菌是否合格、应对方案、仪器设备准备是否完好；巡回护士确认需要术前使用抗生素的患者，抗生素是否按要求执行；如使用特殊器械、植入物或假体时，器械护士回答拟使用的特殊器械、植入物或假体。所有手术参与人员均要进行确认。

④巡回护士确认对方所答信息正确，要口头回答"正确"并记录，方可进行下一步提问。

（3）手术部位缝合前核查：器械护士和巡回护士共同清点物品数量。手术物品清点记录单确认无误后，医师方可缝合。

（4）手术安全核查必须按照上述步骤依次进行，每一步核查无误后方可进行下一步操作，不得提前填写表格。当核对内容出现不符时，巡回护士立即制止手术进行。重新审核至完全无误时，方可进行手术，否则取消手术。

（5）紧急手术也应按上述步骤执行手术安全核查。部分局麻手术及侵入性操作如麻醉医师或护士不需参与时，由术者负责手术安全核查程序。核查完毕后，参与核查的医务人员签名。如麻醉医师及护士未参与，签名处可写无。

（6）侵入性操作可于操作前进行标记，并由在场的医务人员和清醒合作的患者按有创操作核查单（图 2-6）共同执行安全核查。

姓名		病案号			登记号			性别		
年龄		科　别			病　区			床号		
临床诊断				操作名称						
操作日期			操作开始时间				操作结束时间			
以下人员		□操作医师		□护士		□**麻醉**医师		□清醒可合作病人		
在操作前暂停所有操作一起核对清单所列内容										

术前核对清单	核对项目	是	否	不适用	核对项目	是	否	不适用	核对项目	是	否	不适用
	患者姓名正确				操作名称正确				知情同意书合格			
	患者病案号（登记号）正确				操作部位正确				器械核对符合要求			
	患者诊断正确				部位标识正确				物品消毒灭菌符合要求			
参与者签名与工号	□医师 □护士											

图 2-6　有创操作核查单

三、护理不良事件处理与报告制度

护理不良事件是指在护理工作中,不在计划中、未预计到或通常不希望发生的事件,包括患者在住院期间发生的一切与治疗目的无关的事件,如护理缺陷、药物不良反应、仪器设施所致不良事件、意外事件(如患者走失、安全防护情况下的跌倒)等。

(一)处置

1. 发生护理不良事件后,首先要积极采取补救措施,最大限度地降低对患者的损害。

2. 发生重度或极重度缺陷不良事件的各种有关记录、检验报告及造成患者损害的药品、器具均要妥善保管,不得擅自涂改、销毁、藏匿、转移、调换,相关标本须保留,以备鉴定。违反规定者要追究相关责任。

3. 凡实习、进修人员发生的护理缺陷或安排护理员、卫生员、陪人进行其职责范围以外的工作而发生的缺陷,均由带教者及安排者承担责任。

4. 科室设有护理不良事件登记本。不良事件发生后当事人除口头向护士长汇报外,应登记事情经过、原因及后果。科室根据不良事件性质及时或每月组织分析讨论会,向护理部递交护理不良事件报告表。

(二)上报程序

1. 一般不良事件 当事人及时报告护士长,采取有效措施将损害减至最低程度。护士长于 24 小时内报告护理部。

2. 严重不良事件 当事人立即报告护士长、科主任或总值班人员,及时采取措施,将损害降至最低程度,必要时组织全院进行多科室的抢救、会诊等工作,同时向护理部、医务部、主管院领导汇报,重大事件的报告时限不超过 15 分钟。护理部于抢救或紧急处理结束后立即组织人员进行调查核实。

3. 护士长应于一般不良事件发生 7 天内、严重不良事件发生 1～3 天内组织全科人员进行分析讨论,提出处理意见及防范措施,填写意外拔管不良事件报告表(图 2-7),一式两份,一份报护理部,一份留科室保存。

A. 基本信息资料（上报人填写）			
事件发生时间段（24小时制）： 时间日期类型（选择）：	发生地点（选择）	对象（选择）：	事件人姓名： 性别（选择）： 年龄： 病案号/登记号： 科室： 责任人职业： 责任科室：

B. 报告事由（上报人填写）		
类别	详细信息	
意外拔管	事件内容	1. 导管脱落方式： 2. 导管类型： 3. 固定方式：
	发生时患者状态	1. 患者的意识： 2. 导管滑脱前是否曾使用镇静药物？ 3. 导管滑脱前是否有约束？ 4. 最近一星期患者自拔管路次数： 5. 自我照顾能力： 6. 事件发生时陪伴者是否在场： 7. 事件发生于哪项活动过程中：
	相关因素	1. 健康教育： 2. 约束带使用： 3. 管路滑脱时工作人员： 4. 其他因素：

C. 处理措施（上报人填写）
立即通知医生、经鼻气管插管、观察病情、辅助检查、脱管部位处理、记录病情、用药、其他 辅助检查补充： 药物名称补充： 其他处理措施：

续表

D. 事件后果（上报人填写，选填）					

E. 简要描述事件经过，选填（上报人填写）

报告人信息（选填）	姓名	工号	部门	联系方式	上报时间

F. 改进策略（当事科室负责人填写）

流程	人力	设备	宣教		责任心	其他
			员工教育	患者/家属教育		

落实改进人签名	姓名	工号	科室/班组	处理时间

G. 落实效果追踪（职能科室负责人填写）

签名： 工号： 时间：

H. 医院质量与安全管理委员会评价

事件类型：

事件等级：

签名： 工号： 时间：

图 2-7 意外拔管不良事件报告表

（三）结果分析

不良事件上报后，护理部每月组织护理质量管理委员会成员对上报的资料进行分析讨论。主要采取趋势分析和个案分析。趋势分析包括科室内部的纵向比较、与其他科室的横向比较、与标准及实践的比较。通过讨论，制定整改措施并组织全院护理人员认真学习，举一反三，消除护理安全隐患及缺陷，杜绝此类事件再次发生。个案分析是对有代表性的事物（现象）进行深入地周密而仔细地研究从而获得总体认识的一种科学分析方法。

（四）处罚及奖励

护理部营造开放、公平、非惩罚的护理安全文化氛围，鼓励责任人及科室主动报告护理不良事件。对主动报告护理不良事件的科室及个人视情况不予处罚或从轻处罚；对主动发现和及时报告重要不良事件和隐患，避免严重不良后果发生的科室和个人给予奖励和保护；对发生护理不良事件后不按规定报告、有意隐瞒的科室与个人，事后经主管部门或他人发现，按情节轻重及医院有关规定从重处罚。

第三节 医院感染管理制度

中心静脉置管作为一种侵入性操作，引起感染发生的风险性大。制定专科消毒隔离制度，规范一次性医疗用品、医疗废物管理及 HIV 等特殊患者的置管的安全防护措施，做好职业防护，可以有效预防血管通道的感染，降低置管并发症，同时保护医护人员身心健康。

一、专科消毒隔离制度

1. 进入置管室、维护室操作的人员，要穿工作服、戴口罩、帽子。

2. 严格遵守无菌操作制度，执行无菌操作技术。置管前操作者洗手，衣帽整齐，帽子要将头发全部遮住，口罩遮住口鼻，置管时穿专用无菌手术衣，戴无菌手套，置管区建立最大化的无菌屏障；维护操作时洗手、戴口罩、戴无菌手套或采取"非接触性"技术消毒，防止和减少导管相关性血流感染发生。

3. 各种物品分类放置，界限分明，并标明消毒日期，定期更换，如疑似被污染或潮湿，视作污染，应重新进行消毒灭菌。

4. 操作物品，如棉球、纱布、PICC 穿刺包、B 超引导穿刺包等，统一由消毒供应中心高压灭菌消毒（一次性无菌医疗用品除外），保持在有效期内。

5. 垃圾分类处理，用过的接头、透明敷料、纱布、棉球、手套等放入医疗垃圾袋内，锐器应放入锐器盒内，不得随意乱丢，以免引起针刺伤及交叉感染等。

6. 置管室、维护室每天空气消毒 2 次，每次 30 分钟。

二、一次性无菌医疗用品管理制度

1. 一次性无菌医疗用品必须由医院有关部门统一集中采购，使用科室不得自行购入。

2. 根据需要领取一次性无菌医疗用品。无菌用品与非无菌用品严格分开保存，放于阴凉干燥、通风良好的物架上，距地面≥10 cm，距墙壁≥5 cm，距天花板≥30 cm。

3. 每次使用一次性无菌医疗用品前，应检查小包装有无破损、灭菌日期、失效期、产品有无不洁净；使用时如发生质量问题、热原反应、感染及其他异常情况，应立即停止使用，及时留取发生问题的样本送检，按规定详细记录，并及时报告医院感染科、护理部、耗材办及分管领导。

4. 使用后的一次性无菌医疗用品禁止重复使用和回流市场，使用后按《医疗废物管理制度》处理。

三、医疗废物管理制度

1. 医护人员对置管、维护操作中产生的医疗废物，严格按照感染性废物、损伤性废物、药物性废物等分类收集在置管室专用的收集容器、锐器盒内，工作人员应当对医疗废物包装袋或者容器进行认真检查，确保无破损、渗漏和其他缺陷。

2. 置管及维护操作产生的医疗废物，除损伤性废物以外的其他废弃物分类放置在有盖、防渗漏、防穿透的容器内，容器内衬不同颜色医疗废物包装袋。包装袋或容器外贴明显的警示标识和警示说明的标签。包装袋或容器的外表面被污染时，应增加一层黄色医疗废物包装袋封装。

3. 损伤性废物如穿刺针、手术刀片、针头等放入黄色锐器盒内，处理损伤性废弃物遵循"谁使用，谁负责"（即谁使用后直接将锐器丢入锐器盒，不能由他人代处理）、"小心防范，避免伤害"的原则，以减少对他人的伤害。锐器盒运送处理时必须封闭，锐器盒内容物应连同锐器盒一起焚烧处理。禁止各种形式重复使用锐器盒。

4. 药物性废物放入衬有黄色医疗废物包装袋的加盖容器中。配制后及使用后的化疗药物废物（包括注射器、输液器、手套等相关物品），应放置于黄色防渗漏容器内封闭。少量的药物性废物可以混入感染性废物，但应在标签上注明。

5. 传染病患者或者疑似传染病置管患者产生的医疗废物和生活废弃物应当使用双层黄色医疗废物包装袋密闭，并在医疗废物包装袋和转运箱外粘贴隔离标识。

6. 废弃物达到包装袋或容器的 3/4（75％）时，应即时有效地封口（紧实、严密）；放入包装袋或者容器内的废物不得取出，避免被锐器刺伤。

7. 医疗废物收集包装后，每日由物业公司专职人员（回收员）到置管室（维护室）负责收集，并与置管室（维护室）工作人员按"医疗废物交接登记表"的内容进行交接，并签字。应用密闭、防渗漏、防遗撒、无锐利边角、易于装卸和清洁的专用容器和专用的运送车，运送到医疗废物暂时储存间，交由符合资质的处置公司处理，医疗废物暂时储存不得超过 2 天。

8. 任何部门和个人不得转让和买卖医疗废物，一旦发现将按有关法规给予严肃处理。

四、HIV 患者置管的安全防护制度

1. 接诊艾滋病置管患者，置管床必须使用一次性中单双层完全覆盖，尽量腾空置管间，移出非必需物品。

2. 在置管间操作过程中，有发生血液、体液飞溅到医务人员面部的可能，医务人员应当戴双层手套和具有防渗透性能的口罩，戴防护眼镜，穿戴具有防渗透性能的手术隔离衣。尽可能减少皮肤外露，避免患者血液及体液污染医务人员的皮肤。

3. 有手部皮肤发生破损者，尽量不参与置管操作，如参与应戴双层手套。

4. 在置管过程中，动作要平稳、准确，尽量减少出血。操作过程中要保证充足的光线，特别注意防止被针头、刀片等锐器划伤或者刺伤。备一次性

污染盘 2 个（放置接触患者血液、体液后的污染物品），污物桶套双层医用垃圾袋，避免破口造成地面或其他污染。

5. 置管结束后首先将置管部位及周围皮肤的血迹擦拭干净，待干，然后更换无菌手套覆盖敷料。

6. 使用后的锐器应当直接放入耐刺、防渗漏的锐器盒，标注"艾滋病医疗废物"后密封。尽量使用具有安全性能的穿刺针、注射器等医用锐器，以防刺伤。所有一次性物品装入双层污物袋中，标注"艾滋病医疗废物"进行焚烧处理。

7. 置管使用过的置管床及治疗车用消毒液彻底擦拭。

8. 操作者发生艾滋病病毒职业暴露后，应立即向护理部及感染科报告，对其暴露级别和暴露源病毒载量水平进行评估和确定，对症检测并治疗处理。

第四节　专科培训制度

随着护理学科发展与细化，专科护理已越来越受到重视，专科护理人才的培养是提升护士专业价值的需要，也是专科护理质量的根本保证。血管通道的置管和维护过程中需要由经过专业培训的护士实施才能保证静脉输液的安全。血管通道技术的规范化培训与管理能提高护士的临床血管通道护理质量，降低血管通道置入患者并发症的发生率，因此，规范血管通道专科护士的培训对血管通道专科护理的发展至关重要。

一、专科护士培训管理制度

（一）专科护士培训管理要求

1. 制定专科护士培训管理制度。包括理论学习管理制度、临床实践管理制度、导师带教制度等。

2. 制定专科护士《临床实践手册》。临床带教老师定期考核检查专科护士培训内容完成情况，进行考核评定，客观评价。

3. 做好培训效果反馈。运用效果反馈表以学评教，将意见和建议反馈给授课老师，适时调整。

4. 做好理论考试试卷出题、监考、改卷、统分等工作，做好小讲课评分表、个案报告、综述等考核资料的查阅与评定，综合评定学员考核成绩。

（二）理论培训内容

1. 局部肢体血管解剖学和生理学知识。
2. 体液与电解质。
3. 药物的稳定性及其与溶液的配伍。
4. 静脉治疗相关感染控制、质量控制。
5. 血液制品输注治疗。
6. 胃肠外营养。
7. 抗肿瘤治疗。
8. 静脉治疗的模式、各种输液治疗辅助仪器设备的发展。
9. 各种静脉导管的置入、使用及维护。
10. 各类静脉穿刺置管后并发症与处理（如出血、静脉炎、静脉血栓等）。
11. X线、B超影像知识。
12. 静脉输液相关的法律知识。
13. 沟通协调能力，参与临床输液治疗的制定过程的能力培训。

（三）临床实践培训内容

留置针及PICC置管术、其他中心静脉导管置管的护理配合、各类静脉导管的维护及并发症处理、各种输液治疗辅助仪器设备的使用及故障处理。

（四）培训方式

1. 理论培训　采取集中授课的形式进行。
2. 临床实践　采取在临床实践科室一对一跟班进修的形式进行。

（五）培训时间

脱产培训2个月。

（六）考核标准

1. 学员完成理论培训课程后，参加理论考试，考试形式为闭卷考试，设置考试合格分，不合格者给予补考一次，补考不及格者，不予发放结业证。
2. 临床实践考核：在临床带教老师指导下，熟练掌握留置针穿刺技术，独立成功完成3例以上PICC置管；熟练掌握各类静脉导管的维护及并发症处理；了解输液治疗相关仪器设备的使用及故障处理。

（七）考核结果

经考核合格的人员，取得"PICC 专科领域护士培训证书"，成为临床 PICC 专科护士。

二、专科进修护士培训管理制度

1. 凡进修 PICC 专科护士者必须持有护士执业证书，有三年临床工作经验。

2. 进修护士须与相关医院科教部、护理部联系并办理相关进修手续，如填报护理人员进修申请表（图 2-8）。

医 药 卫 生 人 员 进 修
申 请 表

进修科目 _____

姓　　名 _____

选送单位 _____

联系电话 _____

邮　　编 _____

年　　月　　日

图 2-8　护理人员进修申请表

3. 进修人员必须严格遵守医院及相关科室的相关制度，服从进修医院的各项工作安排。

4. 严格劳动纪律，着装礼仪符合规范。不得迟到、早退，不得随意请假，特殊情况需原单位出具证明，并补充进修时间。

5. 进修人员如不能胜任本职工作，工作作风不严谨，服务态度差或违反医院规章制度，经查实后可终止其进修资格。

6. 进修护士应爱护医院公共设施及专科各项仪器设备，由于不负责任，不按操作规程使用，人为损坏仪器设备者由个人赔偿损失。

7. 进修护士如因个人原因发生护理差错、事故等情况后应及时向护士长汇报，积极进行善后处理，责任由进修护士本人承担。发生一起护理差错者，终止进修资格，不发进修结业证书。情节严重者按医院医疗事故处理办法有关规定执行。

8. 进修期满按护理部的制度进行考核，合格者办理结业手续。

第五节　会诊制度

血管通道的置入为患者减轻痛苦的同时，也伴随着一系列的并发症和护理不良事件发生的风险，例如静脉炎、静脉血栓、导管相关感染和导管断裂等。规范血管通道专科院内、院外会诊管理，是解决中心静脉置管及静脉输液领域疑难问题的有效手段。

一、院内会诊制度

1. 会诊病例包括以下几个方面

（1）疑难患者血管通道置入，如婴幼儿、高龄、恶病质、肥胖等血管条件差的特殊患者。

（2）PICC 并发症的处理。

（3）输液港并发症的处理。

（4）其他血管通道并发症及疑难问题处理。

2. 参加血管通道专科会诊的人员包括：静脉输液小组成员、影像介入医师、临床医师、超声诊断医师、药剂师等，由静脉输液小组组长或 MDT 团队根据申请会诊的患者情况进行人员安排。

3. 临床科室护士长写出护理会诊申请或电话通知静脉输液小组或 MDT 团队会诊。静脉输液小组或 MDT 团队根据护理会诊患者病情轻重与紧急情况，合理安排会诊时间。急会诊随叫随到，一般会诊应在 2 天内完成。

4. 参加会诊的人员给予专业的指导，认真填写会诊意见，并给科室护士长或值班护士做详细交代。会诊后 24～48 小时追踪问题解决的情况，如问题解决有困难可向护理部（或医务部）申请大会诊。会诊结束后会诊单交护理部（或医务部）备案。

5. 静脉输液小组或 MDT 团队会诊按医院的收费标准收取会诊费，并根据使用的材料、器械等收取相关费用。

二、院外会诊制度

1. 血管通道外出会诊范围

（1）疑难患者置管，如婴幼儿、高龄、恶病质、肥胖等血管条件差的特殊患者。

（2）PICC 并发症的处理。

（3）输液港并发症的处理。

（4）其他血管通道并发症及疑难问题的处理。

2. 院外会诊的医院提出申请，并签署会诊单，医院审核盖章后需经会诊医院护理部（或医务部）批准，由会诊医院护理部（或医务部）通知相关人员参加。普通会诊安排在 2 天内完成；急会诊或疑难置管，根据患者病情尽快安排当日会诊。

3. 疑难置管会诊要求会诊的医院先与患者沟通，评估并签署知情同意书。会诊人员置管前再次进行评估及置管前谈话，置管后填写置管记录和会诊意见，并与院外会诊的医院医务人员做好交班，给予患者及家属健康宣教及指导。

4. 会诊后定期对患者进行电话回访，给予相关知识和自我护理指导。

5. 会诊时如出现会诊人员不能解决的问题时应及时与上级主管沟通，帮助解决。

6. 院外会诊按医院和护理部的规定收取会诊费和相关治疗护理费用。

7. 会诊后及时做好登记工作，每月汇总会诊情况。

8. 严禁私自外出会诊。私自外出会诊，其行为属个人行为，造成不良后果及纠纷，概由本人负责。

第六节　设备物资管理制度

建立设备物资管理制度，对仪器设备定期进行监测、保养，可以及时排除故障，保持设备备用状态，提高仪器设备的使用效率和寿命。建立耗材领用基数可以规范耗材合理领用，避免过期浪费。

一、设备耗材管理制度

1. 严格遵守医院及护理部制定的有关设备耗材管理制度，无违规违法行为。

2. 科室设立设备耗材专管员，由责任心强、有管理经验的护士担任，分管设备耗材购置与使用管理工作。

3. 设备定位放置，由经过培训合格的专业人员进行使用，使用者及时在设备使用登记本上登记，未经培训及非本科室工作人员禁止使用，避免对设备造成损害。

4. 设备用毕后，及时复原，擦洗干净，由专管员每周清洁保养一次，有异常和故障及时报相关部门进行维修，以免影响工作。

产品概况：											
产品名称				规格型号				生产厂家			
单价		数量		代 理 商				注册证号			
患者使用情况：											
序号	患者姓名	病案号	手术时间	手术科室	手术医生	使用数量	生产批号	产品效期	灭菌日期	处置方式	日期	签名
1												
2												
3												
4												
5												
6												

图 2 - 9　高值耗材使用登记表

5. 仪器设备按医院规定定期检测并登记。

6. 科室有耗材领取情况登记本，耗材按有效期先后顺序存放，保持包装完整性、密闭性，避免污染；高值耗材专柜上锁保管，并建立高值耗材使用登记表（图 2-9），使用后按要求进行登记。

7. 专管员每周对耗材进行检查，清理有效期，防止过期，每月清点一次，做到账物相符。

二、物资管理制度

1. 根据血管通道相关工作要求、工作量，领取所需物品，建立物品领用基数，避免浪费。

2. 专人负责物品的领取、保管，建立账目，做到账物相符。

3. 各类物品使用过程中定期检查清点，根据领用基数定期补充，每月清点一次并做好记录。

4. 定位放置，分类保管各类物品，标签清晰。存放物品柜定期清扫，保持清洁，贵重物品上锁保管。

5. 因违反操作规程，损坏、丢失各类物品者，根据医院赔偿制度进行处理。

6. 借出物品，必须履行登记手续，借物人签名。贵重物品需经负责人同意后方可借出。

7. 负责人工作调动，科室物资需按医院规定办理移交手续，交接双方共同清点并签字。

第 三 章

操作流程

第一节 血管通道器材置入操作流程

血管通道置入是指通过输液穿刺工具,建立一条使药物、血液等进入人体血液循环的出入通道。血管通道器材包括外周静脉器材和中心静脉器材。作为静脉输液护理人员,应熟悉各类血管通道器材,根据治疗需要为患者选择最合适的血管通道器材并且规范操作、合理使用,为患者建立安全通畅的血管通道,顺利完成静脉治疗任务,降低静脉输液相关并发症发生。

一、经外周静脉穿刺中心静脉导管置管流程

目前,经外周静脉穿刺中心静脉导管(PICC)因其具有留置时间长(留置时间不宜超过1年或遵照产品使用说明书)、置管操作的并发症少,不会发生血、气胸等严重并发症,与其他血管通道器材相比,感染的发生率较低等优点,已在国内外临床被广泛应用。

(一)目的

建立中心静脉输液通路,用于患者中长期补液、化学治疗、肠外营养治疗等静脉治疗。

(二)要点知识

1. 静脉选择

(1)成人选择上肢肘正中静脉、头静脉、贵要静脉和肱静脉、颈外静脉。

新生儿还可选择头部的耳后静脉、颞静脉和下肢的大隐静脉等。避开在触诊时有痛感、有暴露伤口以及受影响的静脉（如淤青、有渗液、有静脉炎、硬化、条索状或充血静脉）。对于成人和儿童而言，导管尖端最佳位置是上腔静脉与右心房的上壁交界连接点。

（2）接受乳房根治术和腋下淋巴结清扫术的患者应选健侧肢体穿刺；上腔静脉压迫综合征患者不宜选择上肢静脉置管；有血栓史和血管手术史的静脉不应置管。

2. PICC 置管的适应证

（1）需要中、长期静脉输液者，治疗时间超过 7 天者。

（2）需反复输入腐蚀性或刺激性药物，如化疗药物、强酸强碱药物。

（3）长期输入高渗透性或黏稠度较高的药物，如高糖、脂肪乳、氨基酸等。

（4）外周静脉血管条件差或缺乏外周静脉通路，难以维持静脉输液者。

（5）危重患者或低体重早产儿。

（6）长期需要间歇治疗者。

（7）家庭静脉治疗等。

3. PICC 置管的禁忌证

（1）患者身体条件不能承受置管操作，如凝血机制障碍者、免疫抑制者慎用。

（2）已知或怀疑患者对导管所含成分过敏者。

（3）既往在预定置管部位有放射治疗史者。

（4）既往在预定置管部位有静脉炎和静脉血栓形成史、外伤史、血管外科手术史者。

（5）上腔静脉压迫综合征患者不宜选择上肢 PICC 置入。

（6）确诊或疑似导管相关性血流感染、菌血症或脓毒血症者，感染性心内膜炎者。

（7）患者不配合。

（三）注意事项

1. PICC 置管须由经过专业培训后具有资质证的执业医师或注册护士进行操作。

2. 必须有医嘱及患者签署的知情同意书才能置管。

3. 做好解释工作，使患者放松，避免紧张。

4. 穿刺前应了解静脉走向及静脉情况，避免在疤痕及静脉瓣处穿刺。

5. 置管时做到最大的无菌屏障，严格无菌操作。

6. 注意避免穿刺过深而损伤神经。

7. 注意避免穿刺入动脉。

8. 有出血倾向的患者要注意加压止血。

9. 对免疫力低下的患者置管后应严密观察有无感染及机械性静脉炎。

10. 操作完毕后做好各种记录。

（四）操作流程（表3-1）

表3-1　PICC置管操作流程

项目	操作步骤	注意点
物品准备	PICC穿刺包（换药碗×1、弯盘×2、巾钳×2、有齿钳×2、无菌剪刀×1、治疗巾×4、大单×1、纱布×10、无菌止血带×1）、PICC导管×1、无菌衣×1、皮肤消毒剂×1、75%乙醇×1、500 mL 0.9%氯化钠溶液×1、20 mL注射器×1、10 mL注射器×2、无菌手套×2、10 cm×12 cm无菌透明敷料×1、肝素帽或输液接头×1、皮尺×1、专用记号笔×1、胶布、绷带、医师开出的PICC定位单、速干手消毒剂	所有用物需在有效期内
环境准备	1. 环境清洁、明亮 2. 空气消毒半小时	置管室减少人员流动
患者评估	1. 患者是否穿宽松上衣，淋浴，上厕所 2. 患者血管是否清楚，不清楚者可以热敷以助血管扩张 3. 患者情绪是否紧张，讲解操作期间的注意事项及健康教育	肘部血管条件差者采用B超引导下改良塞丁格技术
穿刺前准备	1. 穿刺者洗手，戴口罩、戴一次性帽子 2. 患者戴口罩，戴一次性帽子，取适当体位：平卧或半坐位，患者手外展，与身体成90°，于穿刺点上方扎压脉带，根据静脉暴露情况选择血管，确定静脉及置管穿刺点	1. 穿刺静脉首选贵要静脉，其次是肘正中、头静脉 2. 穿刺部位：肘下穿刺点为肘关节下2横指，肘上穿刺点为肘关节上2横指
测量定位	1. 测量置入导管长度：患者手臂与身体成90°，从预穿刺点沿静脉走向量至右胸锁关节再向下至第3肋间隙 2. 测量臂围：肘窝中部向上10 cm处测量臂围	应测量双臂的臂围

续表

项目	操作步骤	注意点
消毒	1. 打开 PICC 穿刺包，戴无菌手套，整理用物有序放置 2. 由助手协助倒消毒液 3. 消毒皮肤：先用乙醇清洁脱脂 3 遍，再用皮肤消毒剂消毒 3 遍，自然待干，脱手套 4. 建立无菌区：将无菌治疗巾铺在手臂下，将灭菌止血带放在手臂下方；铺无菌治疗巾；铺无菌大单覆盖患者全身 5. 脱去手套，洗手	以穿刺点为中心，消毒面积上下≥20 cm×20 cm，包括整个手臂
穿刺	1. 穿无菌衣、戴无菌手套，助手将注射器、PICC 导管等用物按无菌原则递给穿刺者，按使用先后顺序摆放有序 2. 用 20 mL 注射器抽足量的 0.9%氯化钠溶液，备用 3. 用 0.9%氯化钠溶液洗手（注意要把滑石粉洗净），擦干，用 0.9%氯化钠溶液预冲 PICC 管及接头，检查 PICC 管是否完好 4. 末端开口式导管据预测导管置入长度进行修剪 5. 扎止血带，嘱患者握拳 6. 左手绷紧皮肤，右手持穿刺针与穿刺部位保持 15°～30°进行静脉穿刺 7. 确认回血后，立即降低穿刺角度，穿刺针再进入少许，推进导入鞘，确保导入鞘进入静脉	修剪导管时不要损伤到导丝，以免伤害导管
送导管	1. 松开止血带，一只手固定导入鞘避免移位，轻压导入鞘尖端上的血管，减少血液流出，另一只手退出针芯 2. 固定导入鞘，继续按压鞘尖端血管处，持导管从导入鞘末端匀速缓慢送入静脉。送入到 20 cm 左右时取出导入鞘 3. 送入到 30 cm 左右时嘱患者将头转向穿刺侧，下颌靠肩，以防止导管误入颈外静脉，一直送入至预计长度。用注射器抽回血，确认导管在静脉内，撤出导管内导丝 4. 三向瓣膜式导管修剪外露长度后安装连接器，接输液接头，使用 0.9%氯化钠溶液冲管，确定通畅后用 0.9%氯化钠溶液或肝素钠液封管 5. 清理穿刺点，固定导管，盖无菌敷料并加压包扎	1. 送管时禁止用镊子紧夹导管，防止损伤导管 2. 送管时用力要均匀缓慢 3. 退出针芯前务必松开止血带，套管尖端加压后再撤出针芯 4. 冲管时用 10 mL 以上的注射器
定位	通过 X 线拍片确定导管位置。导管位于第 4～6 胸椎（第 6～7 后肋，据解剖位置再定）为宜	未经 X 线确定导管位置前不得使用此导管

（五）健康教育

1. 置管前向患者做好解释工作，避免患者情绪紧张，取得患者的配合，以确保穿刺时患者静脉的最佳状态。

2. 嘱患者避免空腹置管，以免引起低血糖或晕针等反应。

3. 讲解置管中的配合动作，并示范使患者掌握。

4. 告知患者穿刺期间如出现穿刺点疼痛、胸闷不适等情况及时向护理人员反应，护理人员应予对症处理。

二、非 B 超引导下改良塞丁格技术穿刺流程

塞丁格技术（MST）是一种经皮血管穿刺的方法，主要应用于置管术中，其在 PICC 置管中的应用已超过 20 余年，该项技术为许多医师所熟悉，并应用于锁骨下中心静脉导管置管术中。

（一）目的

提高 PICC 置管的穿刺成功率，减少 PICC 置管并发症的发生概率。

（二）要点知识

塞丁格技术最初由瑞典医师 Dr. Sven-Ivar Seldinger 发明，并一直沿用至今。它的关键技术流程是首先用小号针头或套管针进行静脉穿刺，然后通过小号针头或套管送入导丝，再拔出小号针头或套管，扩皮后沿导丝送入扩张器/插管器组件，最后拔出导丝及扩张器，通过插管器置入导管。对不易穿刺的静脉，能提高穿刺成功率，同时减轻对血管的创伤。由于不断有新的材料或器材被添加和改良，如扩张器、导丝等（图 3-1），使塞丁格技术行血管穿刺变得越来越安全。其显而易见的优势，使该项技术在护士及医师中大规模应用。但是使用此技术进行血管穿刺操作的人员必须经过专业培训。

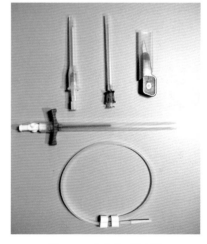

图 3-1 改良塞丁格套件

（三）注意事项

1. 必须有医嘱及患者签署的知情同意书才能置管，且操作者应具有 5 年以上临床护理工作经验，经过卫生行政部门认可的培训机构进行 PICC 专业知识与技能培训，考核合格并获得资格证书。

2. 置管前对静脉进行充分评估，了解静脉走向及静脉周围情况。

3. 置管时做到最大的无菌屏障，严格无菌操作。

4. 有出血倾向的患者，注意加压止血。

5. 体外导丝至少保留 10~15 cm，保证可以在体外看见导丝的末端，防止导丝全部滑入血管内。

6. 解剖刀沿导丝上方，与导丝成平行的角度做皮肤切开以扩大穿刺部位，注意不能切割导丝。

7. 遇到阻力不能强行推进导丝。

8. 操作完毕后做好各种记录。

（四）操作流程（表 3-2）

表 3-2 非 B 超引导下改良塞丁格技术穿刺流程

项目	操作步骤	注意点
物品准备	PICC 穿刺包（换药碗×1、弯盘×2、巾钳×2、有齿钳×2、无菌剪刀×1、治疗巾×4、大单×1、纱布×10、无菌止血带×1）、PICC 导管×1、微插管鞘穿刺套件×1、手术衣×1、皮肤消毒剂×1、75%乙醇×1、500 mL 0.9%氯化钠溶液×1、2%利多卡因×1、20 mL 注射器×2、1 mL 注射器×1、无菌手套×2、10 cm×12 cm 无菌透明敷料×1、肝素帽或输液接头×1、皮尺×1、专用记号笔×1、胶布、绷带、医师开出的 PICC 定位单、速干手消毒剂	所有用物需在有效期内
环境准备	1. 环境清洁、明亮 2. 空气消毒半小时	置管室减少人员流动
患者评估	1. 患者是否穿宽松上衣，淋浴，上厕所 2. 患者血管是否清楚，不清楚者可以热敷以助血管扩张 3. 患者是否有利多卡因过敏史 4. 患者情绪是否紧张，讲解操作期间注意事项及健康教育	肘部血管条件差者采用 B 超引导下塞丁格技术
穿刺前准备	1. 穿刺者洗手，戴口罩、戴帽子 2. 患者戴口罩、戴帽子，患者适当体位：平卧或半坐位 3. 穿刺侧上臂外展，与身体成 90°，暴露静脉情况 4. 选择合适的静脉	首选贵要静脉，其次是肘正中静脉、头静脉

续表1

项目	操作步骤	注意点
测量定位	1. 测量置入导管长度：患者手臂与身体成90°，从预穿刺点沿静脉走向量至右胸锁关节再向下至第3肋间隙 2. 测量臂围：肘窝中部向上10 cm处测量臂围	应测量双臂的臂围
消毒	1. 打开PICC穿刺包，戴无菌手套，整理用物并按序放置 2. 由助手将消毒液倒入弯盘中 3. 消毒皮肤：先用乙醇清洁脱脂3遍，再用皮肤消毒剂消毒3遍，自然待干，脱手套 4. 建立无菌区：将无菌治疗巾铺在手臂下，将灭菌止血带放在手臂下方；铺无菌治疗巾；铺无菌大单覆盖患者全身 5. 脱去手套，洗手	以穿刺点为中心，消毒面积为上下直径20 cm，包括整个手臂。建立最大化的无菌屏障
穿刺	1. 穿无菌衣、戴无菌手套，助手将注射器、PICC导管等用物按无菌原则递给穿刺者，按使用先后顺序摆放有序 2. 用20 mL注射器抽足量的0.9%氯化钠溶液，1 mL注射器抽2%利多卡因1 mL，备用 3. 用0.9%氯化钠溶液洗手（注意要把滑石粉洗净），擦干，用0.9%氯化钠溶液预冲PICC管及接头，检查PICC管是否完好 4. 末端开口式导管据预测导管置入长度进行修剪 5. 扎止血带，嘱患者握拳 6. 左手触摸穿刺静脉，右手取套管针，针尖斜面向上进行静脉穿刺，血从针尾处缓缓流出，即为套管针已进入血管；随即降低进针角度，套管针再进入静脉少许将导入鞘推进静脉内，一只手固定鞘及按压鞘的前方血管止血，另一只手将穿刺针从导入鞘中退出 7. 送导丝：松止血带，一只手固定好导入鞘，另一只手取导丝置入导入鞘内，导丝入血管后，继续轻柔推送导丝，体外导丝保留10～15 cm 8. 撤针：撤除导入鞘，保留导丝在原位 9. 扩大穿刺点：穿刺点行利多卡因局部麻醉，解剖刀沿导丝上方，与导丝成平行的角度做皮肤切开以扩大穿刺位 10. 沿导丝送入插管器（扩张器/插管鞘套件），边旋转插管器边用力持续向前推送使插管器完全进入血管 11. 拧开插管器上的锁扣，分离扩张器、插管鞘，同时将扩张器和导丝一起拔出，保留插管鞘在血管内。随即用左手拇指堵住鞘口或示指压住穿刺点上方的静脉止血	1. 修剪导管时不要剪到导丝，以免伤害导管 2. 遇到阻力不可用力推送导丝。如送导丝不成功，导丝与穿刺针必须一起拔出，避免穿刺针针尖将导丝割断，导致导丝断裂于体内 3. 注意固定好导丝，避免导丝滑入静脉 4. 注意利多卡因不要注入静脉内 5. 注意推进插管器时与血管走向保持一致 6. 确保插管鞘不移位并检查导丝的完整性

续表 2

项目	操作步骤	注意点
送导管	1. 将导管自插管鞘内缓慢、匀速置入 2. 送入到 15～20 cm 时取出插管鞘 3. 送入到 30 cm 左右时嘱患者将头转向穿刺侧，下颌靠肩，以防止导管误入颈外静脉，一直送入至预计长度，用注射器抽回血，确认导管在静脉内，撤出导管内导丝 4. 三向瓣膜式导管进行末端修剪后安装连接器，连接输液接头，使用 0.9%氯化钠溶液冲管，确定通畅后用 0.9%氯化钠溶液或肝素钠液封管 5. 消毒清理穿刺点，固定导管，盖无菌敷料并加压包扎 6. 清理用物，做好记录	1. 送管时用力要均匀缓慢 2. 冲管时用 10 mL以上的注射器
定位	通过 X 线拍片确定导管位置。导管位于第 4～6 胸椎（第 6～7后肋，据解剖位置再定）为宜	未经 X 线确定导管位置前不得使用此导管

（五）健康教育

1. 置管前向患者做好解释工作，避免患者情绪紧张，取得患者的配合，以确保穿刺时患者静脉的最佳状态。

2. 嘱患者勿空腹置管，避免低血糖和晕针等不良反应。

3. 置管前需询问患者有无利多卡因过敏史，有过敏史者禁止使用利多卡因。

4. 讲解置管中的配合动作，并示范使患者掌握。

5. 告知患者穿刺期间如出现静脉疼痛、胸闷不适等情况及时向护理人员反应，护理人员应予对症处理。

三、B 超引导下改良塞丁格技术上肢穿刺流程

传统 PICC 置管技术要求患者具有粗直且有弹性的血管，无法满足静脉条件差但强烈需要置管的患者需求。在 B 超引导下使用改良塞丁格技术置入 PICC，可有效解决肥胖及血管条件差患者的置管难题（图 3-2）。借助超声诊断仪可直观显示血管的横断面及纵断面，具有实时引导、全程可见、穿刺成功率高的优势。

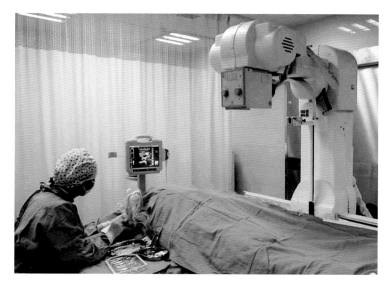

图 3-2　B 超引导下改良塞丁格技术上肢穿刺

（一）目的

提高 PICC 置管的一针穿刺成功率，减少 PICC 置管并发症的发生概率。

（二）要点知识

1. 静脉选择

（1）B 超引导下 PICC 置管通常选择患者上臂内侧的贵要静脉、肱静脉。首选贵要静脉，其次是肱静脉。

（2）接受乳房根治术和腋下淋巴结清扫术的患者应选健侧肢体穿刺；上腔静脉压迫综合征患者不宜选择上肢静脉置管；有血栓史和血管手术史的静脉不应置管。

2. PICC 置管专用超声仪的特点　超声引导系统可以显示靶向血管的直径和深度，操作者可以通过肉眼直观地判断出靶向血管的直径数值，据靶向血管的大小选择合适的导管型号。可根据超声系统中显示的皮下血管深度（图 3-3），选择相应型号的导针器，按导针器的进针角度穿刺，使穿刺针直接进入靶向血管，比如血管距皮肤深度为 1 cm，选择 1 cm 的导针架，穿刺针刺入后的交点正好在 1 cm 深的血管的中点，提高一针穿刺成功率。

3. 动静脉超声显示的区分方法　静脉呈圆形，壁薄，探头加压后极易压扁；动脉呈圆形，探头加压后不易变形，并且有搏动。

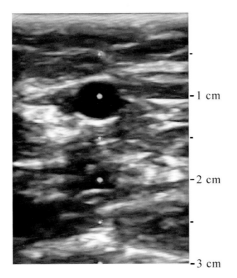

图 3 - 3　B 超显示静脉图像

（三）注意事项

1. B 超引导下 PICC 置管须由具有 PICC 资质证的执业医师或注册护士，经过 B 超引导下 PICC 置管培训后进行操作。

2. 必须有医嘱及患者签署的知情同意书才能置管。

3. 置管前应用 B 超对静脉进行充分评估，了解静脉走向及静脉周围情况，选择和定位血管。

4. B 超引导下 PICC 置管尽量不选择动静脉伴行的血管，避免误穿动脉。

5. 体外导丝至少保留 10～15 cm，保证可以在体外看见导丝的末端，防止导丝全部滑入血管内。

6. 解剖刀沿导丝上方，与导丝成平行的角度做皮肤切开以扩大穿刺部位，注意不能切割导丝。

7. 遇到阻力不能强行推进导丝。

8. 置管时做到最大的无菌屏障，严格无菌操作。

9. 有出血倾向的患者要注意加压止血。

10. 对免疫力低下的患者置管后应严密观察有无感染及机械性静脉炎。

11. 操作完毕后做好各种记录。

12. 超声引导系统做好仪器设备的保养工作。

（四）操作流程（表3-3）

表3-3　B超引导下改良塞丁格技术上肢穿刺流程

项目	操作步骤	注意事项
物品准备	PICC穿刺包（换药碗×1、弯盘×2、巾钳×2、有齿钳×2、无菌剪刀×1、治疗巾×4、大单×1、纱布×10、无菌止血带×1）、PICC导管×1、微插管鞘穿刺套件×1、超声导引配件×1、手术衣×1、皮肤消毒剂×1、75%乙醇×1、500 mL 0.9%氯化钠溶液×1、2%利多卡因×1、20 mL注射器×2、1 mL注射器×1、无菌手套×2、10 cm×12 cm无菌透明敷料×1、肝素帽或输液接头×1、皮尺×1、专用记号笔×1、胶布、绷带、超声耦合剂、血管超声导引系统一台、医师开出的PICC定位单、速干手消毒剂	所有用物需在有效期内
环境准备	1. 环境清洁、明亮 2. 空气消毒半小时	置管室减少人员流动
患者评估	1. 患者是否穿宽松上衣，淋浴，上厕所 2. 患者是否有利多卡因过敏史 3. 患者情绪是否紧张，讲解操作期间的注意事项及健康教育	
穿刺前准备	1. 穿刺者洗手、戴口罩、戴一次性帽子 2. 患者戴口罩、戴一次性帽子，取适当体位：平卧或半坐位 3. 穿刺侧上臂外展，与身体成90°，暴露静脉情况 4. 选择合适的静脉 （1）在预期穿刺部位以上系止血带 （2）在血管超声引导下探查静脉走向，充分评估静脉 （3）在预穿刺点处做好标记，松开止血带	1. 血管超声仪摆放在操作者的对面，便于操作 2. 超声排除分支多的静脉，不做穿刺靶静脉
测量定位	1. 测量置入导管长度：患者手臂与身体成90°，从预穿刺点沿静脉走向量至右胸锁关节再向下至第3肋间隙 2. 测量臂围：肘窝中部向上10 cm处臂围	应测量双臂的臂围
消毒	1. 打开PICC穿刺包，戴无菌手套，整理用物并按序放置 2. 由助手将消毒液倒入弯盘中 3. 消毒皮肤：先用乙醇清洁脱脂3遍，再用皮肤消毒剂消毒3遍，自然待干，脱手套 4. 建立无菌区：将无菌治疗巾铺在手臂下，将灭菌止血带放在手臂下方；铺无菌治疗巾；铺无菌大单覆盖患者全身 5. 脱去手套，洗手	1. 以穿刺点为中心，消毒面积为上下20 cm×20 cm，包括整个手臂 2. 建立最大化的无菌屏障

续表 1

项目	操作步骤	注意事项
穿刺	1. 穿无菌衣、戴无菌手套，助手将注射器、PICC 导管等用物按无菌原则递给穿刺者，按使用先后顺序摆放有序 2. 用 20 mL 注射器抽足量的 0.9％氯化钠溶液，1 mL 注射器抽取 2％利多卡因 1 mL 备用 3. 用 0.9％氯化钠溶液洗手（注意要把滑石粉洗净），擦干，用 0.9％氯化钠溶液预冲 PICC 管及接头，检查 PICC 管是否完好 4. 末端开口式导管据预测导管置入长度进行修剪 5. 安放无菌探头罩 （1）取无菌耦合剂少许涂在探头上 （2）探头上罩无菌罩，用橡胶圈固定牢固 （3）将微插管鞘穿刺套件移入床旁无菌区，摆放整齐、合理 6. 扎止血带，嘱患者握拳，手臂外翻伸直 7. 在穿刺点附近涂抹少许无菌耦合剂，穿刺前在超声引导下再次定位血管 8. 安装导针器：根据血管深度选择相近规格的导针器，并安装在探头上的突起处 9. 左手固定好探头，保持探头位置垂直立于皮肤；右手取穿刺针，针尖斜面向上（即向探头一侧）插入导针器沟槽，操作者双眼看着血管超声仪屏幕进行静脉穿刺。当血从针尾处缓缓流出，即为穿刺针已进入血管 10. 送导丝：固定穿刺针保持不动，小心地移开探头。左手固定好穿刺针，右手取导丝置入穿刺针，导丝入血管前，降低穿刺针角度以便导丝进入血管，继续推送导丝，右手松止血带，导丝在体外保留 10～15 cm 11. 局部麻醉：在穿刺点旁进行局部麻醉 12. 撤针：撤除穿刺针，保留导丝在原位 13. 扩大穿刺点：解剖刀沿导丝上方，与导丝成平行的角度做皮肤切开以扩大穿刺位 14. 沿导丝送入插管器（扩张器/插管鞘套件），边旋转插管器边用力持续向前推进使插管器完全进入血管 15. 拧开插管器上的锁扣，分离扩张器、插管鞘，同时将扩张器和导丝一起拔出，保留插管鞘在血管内。随即用左手拇指堵住鞘口或示指压住穿刺点上方的静脉止血	1. 无菌罩和探头之间，不可有气泡 2. 必要时助手协助将患者手臂绷直或臂下垫垫巾 3. 将选择好的血管影像固定在标记点的中央位置 4. 穿刺时穿刺者双眼看着血管超声仪屏幕进行静脉穿刺 5. 遇到阻力不可用力推送导丝。如送导丝不成功，导丝与穿刺针必须一起拔出，避免穿刺针针尖将导丝割断导致导丝断裂于体内 6. 注意固定好导丝，避免导丝滑入静脉 7. 注意利多卡因勿注入静脉内 8. 注意推进插管器时与血管走向保持一致 9. 确保插管鞘不移位并检查导丝的完整性

续表 2

项目	操作步骤	注意事项
送导管	1. 将导管自插管鞘内缓慢、匀速送入 2. 送入到 20 cm 左右时取出插管鞘 3. 送入到 30 cm 左右时嘱患者将头转向穿刺侧，下颌靠肩，以防止导管误入颈外静脉。一直送入至预计长度，用注射器抽回血，确认导管在静脉内，撤出导管内导丝 4. 三向瓣膜式导管进行末端修剪后安装连接器，接输液接头，使用 0.9%氯化钠溶液冲管，确定通畅后用 0.9%氯化钠溶液或肝素钠液封管 5. 清理穿刺点，固定导管，盖无菌敷料并加压包扎 6. 清理血管超声仪 7. 清理用物，做好记录	1. 送管时用力要均匀缓慢 2. 冲管时用 10 mL 以上的注射器
定位	通过 X 线拍片确定导管位置。导管位于第 4～6 胸椎（第 6～7 后肋，据解剖位置再定）为宜	未经 X 线确定导管位置前不得使用此导管

（五）健康教育

1. 置管前向患者做好解释工作，避免患者情绪紧张，取得患者的配合，以确保穿刺时患者静脉的最佳状态。

2. 嘱患者避免空腹置管，以免发生低血糖、晕针等反应。

3. 置管前需询问患者有无利多卡因过敏史，有过敏史者禁止使用利多卡因。

4. 讲解置管中的配合动作，并示范使患者掌握。

5. 告知患者穿刺期间如出现穿刺点疼痛、穿刺手臂麻木感等情况及时向护理人员反应，护理人员应予对症处理。

四、B 超引导下改良塞丁格技术下肢穿刺流程

（一）目的

建立下肢中心静脉输液通路，提高下肢 PICC 置管的成功率，减少 PICC 置管并发症的发生率。

（二）要点知识

1. 适应证　不适合进行上腔静脉置管的患者。

2. 静脉选择　下肢 B 超引导下 PICC 置管通常选择患者下肢大腿内侧的股静脉、大隐静脉、小隐静脉。首选股静脉，其次是大隐静脉、小隐静脉。

（三）注意事项

1. 操作前向患者及家属解释操作目的及配合事项，必须有医嘱及患者签署的知情同意书才能置管，患儿 PICC 置管应向患儿及家属解释以取得配合。

2. 操作时取平卧位或半坐卧位，穿刺侧下肢伸直略外展，充分暴露腹股沟区，必要时由助手协助摆好体位。

3. 选择合适静脉，通常选择大腿内侧股静脉或大隐静脉进行穿刺。置管前应用 B 超对静脉进行充分评估（图 3-4），了解静脉走向及静脉周围情况，选择和定位血管。

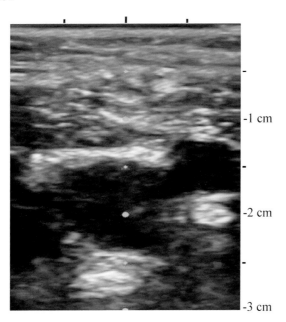

图 3-4　B 超显示股静脉图像

4. 其他注意事项见"B 超引导下改良塞丁格技术上肢穿刺流程"内容解析。

（四）操作流程（表 3-4）

表 3-4 B超引导下改良塞丁格技术下肢穿刺流程

项目	操作步骤	注意事项
物品准备	PICC 穿刺包（换药碗×1、弯盘×2、巾钳×2、有齿钳×2、无菌剪刀×1、治疗巾×4、大单×1、纱布×10、无菌止血带×1）、PICC 导管×1、微插管鞘穿刺套件×1、超声导引配件×1、无菌衣×1、皮肤消毒剂×1、75%乙醇×1、500 mL 0.9%氯化钠溶液×1、2%利多卡因×1、20 mL 注射器×2、1 mL 注射器×1、无菌手套×2、10 cm×12 cm 无菌透明敷料×1、肝素帽或输液接头×1、皮尺×1、专用记号笔×1、胶布、绷带、超声耦合剂、血管超声导引系统一台、医师开出的 PICC 定位单、速干手消毒剂	所有用物需在有效期内
环境准备	1. 环境清洁、明亮 2. 空气消毒半小时	置管室减少人员流动
患者评估	1. 患者穿宽松衣裤，淋浴，上厕所 2. 询问患者有无利多卡因过敏史 3. 患者情绪是否紧张，讲解操作期间的注意事项及健康教育	
穿刺前准备	1. 穿刺者洗手、戴口罩、戴一次性帽子 2. 患者戴帽子、戴口罩，患者取适当体位：平卧 3. 穿刺侧下肢伸直略外展，充分暴露腹股沟区 4. 选择合适的静脉 （1）在预期穿刺部位以上系止血带 （2）在血管超声引导下探查静脉走向，充分评估静脉 （3）在预穿刺点处做好标记，松开止血带	1. 血管超声仪摆放在操作者的对面，便于操作；首选股静脉，其次是大隐静脉、小隐静脉 2. 超声排除分支多的静脉，不作为穿刺靶静脉
测量定位	1. 测量置入导管长度：从预穿刺点向腹部量至脐，再由脐量至脐与剑突连线的中点即为置管长度 2. 测量下肢周径：大小腿周径的测量点分别为髌骨上缘以上 15 cm 处及髌骨下缘以下 10 cm 处	应测量双侧下肢周径
消毒	1. 打开 PICC 穿刺包，戴无菌手套，整理用物并按序放置 2. 由助手将消毒液倒入弯盘中 3. 消毒皮肤：先用乙醇清洁脱脂 3 遍，再用皮肤消毒剂消毒 3 遍，自然待干，脱手套 4. 建立无菌区：将无菌治疗巾铺在大腿下，将灭菌止血带放在大腿下方的无菌治疗巾上；铺无菌治疗巾；铺无菌大单覆盖患者全身 5. 脱去手套，洗手	1. 以穿刺点为中心，消毒面积为上下 20 cm，包括整个大腿部 2. 建立最大化的无菌屏障

续表 1

项目	操作步骤	注意事项
穿刺	1. 穿无菌衣、戴无菌手套，助手将注射器、PICC 导管等用物按无菌原则递给穿刺者，按使用先后顺序摆放有序 2. 用 20 mL 注射器抽足量的 0.9%氯化钠溶液，用 1 mL 注射器抽取 2%利多卡因 1 mL，备用 3. 用 0.9%氯化钠溶液洗手（注意要把滑石粉洗净），擦干，用 0.9%氯化钠溶液预冲 PICC 管及接头，检查 PICC 管是否完好 4. 末端开口式导管据预测导管置入长度进行修剪 5. 安放无菌探头罩 （1）取无菌耦合剂少许涂在探头上 （2）探头上罩无菌罩，用橡胶圈固定牢固 （3）将微插管鞘穿刺套件移入床旁无菌区，摆放整齐、合理 6. 扎止血带 7. 在穿刺点附近涂抹少许无菌耦合剂，穿刺前在超声引导下再次定位血管 8. 安装导针器：根据血管深度选择相近规格的导针器，并安装在探头上的突起处 9. 左手固定好探头，保持探头位置垂直立于皮肤；右手取穿刺针，针尖斜面向上（即向探头一侧）插入导针器沟槽，操作者双眼看着血管超声仪屏幕进行静脉穿刺。血从针尾处缓缓流出，即为穿刺针已进入血管 10. 送导丝：固定穿刺针保持不动，小心地移开探头。左手固定好穿刺针，右手取导丝插入穿刺针内，导丝入血管前，随即降低穿刺针角度，以便导丝进入血管，导丝入血管后，右手松止血带，体外导丝保留 10～15 cm 11. 撤针：撤除穿刺针，保留导丝在原位 12. 局部麻醉：在穿刺点旁进行局部麻醉 13. 扩大穿刺点：解剖刀沿导丝上方，与导丝成平行的角度做皮肤切开以扩大穿刺位 14. 沿导丝送入插管器（扩张器/插管鞘套件），边旋转插管器边用力持续向前推进使插管器完全进入血管 15. 拧开插管器上的锁扣，分离扩张器、插管鞘，同时将扩张器和导丝一起拔出，保留插管鞘在血管内。随即用左手拇指堵住鞘口或示指压住穿刺点上方的静脉止血	1. 无菌罩和探头之间，不可有气泡 2. 必要时助手协助将患者大腿外展 3. 将选择好的血管影像固定在标记点的中央位置 4. 穿刺时穿刺者双眼看着血管超声仪屏幕进行静脉穿刺 5. 穿刺时注意错开动脉，避免误穿动脉或形成动静脉瘘 6. 遇到阻力不可用力推送导丝，如送导丝不成功，导丝与穿刺针必须一起拔出，避免穿刺针针尖将导丝割断，导致导丝断裂于体内 7. 注意固定好导丝，避免导丝滑入静脉 8. 利多卡因勿注入静脉内 9. 注意推进插管器时与血管走向保持一致 10. 确保插管鞘不移位，并检查导丝的完整性

续表 2

项目	操作步骤	注意事项
送导管	1. 将导管自插管鞘内缓慢、匀速置入 2. 送入到 30 cm 左右时取出插管鞘，一直送入至预计长度。用注射器抽回血，确认导管在静脉内，撤出导管内导丝 3. 三向瓣膜式导管进行末端修剪后安装连接器，接输液接头，使用 0.9% 氯化钠溶液冲管，确定通畅后用 0.9% 氯化钠溶液或肝素钠液封管 4. 清理穿刺点，无菌敷料覆盖固定导管并加压包扎 5. 清理血管超声仪 6. 清理用物，做好记录	1. 送管时用力要均匀缓慢 2. 冲管时用 10 mL 以上的注射器
定位	通过 X 线拍片确定导管位置。导管尖端位于下腔静脉入右心房处（第 9～11 后肋，据具体解剖位置再定）为宜	未经 X 线确定导管位置前不得使用此导管

（五）健康教育

1. 置管前向患者做好解释工作，避免患者情绪紧张，取得患者的配合，以确保穿刺时患者静脉的最佳状态。

2. 置管前需询问患者有无利多卡因过敏史，有过敏史者禁止使用利多卡因。

3. 告知患者穿刺期间如出现穿刺点疼痛、穿刺侧下肢麻木等情况及时向护理人员反应，护理人员应予对症处理。

4. 置管后注意合适固定，保持大便通畅，勿用力大便，避免导管脱出。

5. 带管期间避免剧烈运动，可进行适量功能锻炼，避免肌肉萎缩。鼓励患者或家属适当地按摩置管侧下肢，促进血液循环。

6. 保持穿刺局部清洁干燥，穿刺处敷料容易被大小便污染，若被污染或敷料松动脱落则需立即进行维护，以免感染。

五、完全植入式静脉输液港置入的护理配合流程

完全植入式静脉输液港（PORT）简称"输液港"，是一种完全植入体内的闭合静脉通道系统，是通过皮下植入港体连接导管建立的中心静脉通道，

是患者接受各种输液治疗的有效途径。在置入过程中，护士应指导患者进行穿刺时的配合，避免说话、咳嗽、上肢活动，以免影响穿刺位置的确定。同时注意观察患者呼吸情况，询问患者感觉，了解有无胸闷、疼痛等不适。操作完后应仔细检查穿刺部位有无肿胀、渗血等情况。输液港置入后即行放射检查确定导管位置，了解导管位置及器材有无扭转或损耗，确保输液港准确、顺利置入患者体内。

（一）目的

配合医师顺利完成输液港的植入手术，无气胸、血胸等并发症。

（二）要点知识

1. 适应证及禁忌证同 PICC。

2. 输液港是由两个重要部分组成：注射座和导管。注射座顶端为穿刺隔，由具有自动愈合功能的硅胶材料制成，被埋在皮下，导管为不透 X 光的硅胶导管，其末端留在中心静脉内，一端与注射座连接，一端位于上腔静脉。

3. 手术方法　在局部麻醉下用穿刺针自锁骨下静脉或颈静脉穿刺后，在导丝的引导下将导管尖端置入上腔静脉与右心房交界的地方，再建立皮下隧道和皮囊，以固定输液港注射座，再将导管与注射座相连接。

4. 埋置注射座处的皮下组织厚度为 0.5～1.5 cm 为宜。

5. 输液前必须使用专用无损伤针穿刺。

6. 输液港的优点

（1）外观美观。

（2）无需敷料包裹。

（3）感染概率低，无裸露部分。

（4）维护费用低，治疗间歇期每个月（4 周）使用 0.9％氯化钠溶液（肝素盐水）进行冲管。

（三）注意事项

1. 输液港植入术属于洁净手术，一类切口，而且是在患者血液循环系统置入外来物品，所以应在手术室或者专门的中心静脉手术室完成，同时还要有严格的无菌管理制度，以确保手术的安全性和高效性。

2. 避免空腹置管，患者进置管室前，排空膀胱；置管前需询问患者有无利多卡因过敏史，有过敏史者禁止使用利多卡因。

3. 置管前必须有医师置管医嘱、有创核查单和 X 线定位单，患者签署知情同意书才能置管；置管过程中严格无菌操作，注意三查七对。

4. 导管置入前必须使用 10 mL 以上注射器对输液港导管及注射座进行冲洗，检查是否通畅及有无破损，注射座必须使用无损伤针进行穿刺。

5. 手术过程中密切观察患者呼吸、面色，注意有无气胸、血胸等并发症。

6. 置入手术完后，嘱患者休息 10 分钟，若无不适，由病房护士接回病房。

（四）操作流程（表 3－5）

表 3－5　PORT 置入操作流程

项目	操作步骤	注意要点
用物准备	输液港器械包（刀柄×1、尖刀片×1、剪刀×2、弯盘×2 个、小药杯×1、换药碗×1、止血钳×4、持针钳×2、纱布×12、大单×1）、消毒包（无菌巾×4、大手术孔巾×1、无菌衣×2、弯盘×2、止血钳×2、纱布×12、巾钳×4）、输液港套件×1、500 mL 0.9%氯化钠溶液×1、250 mL 0.9%氯化钠溶液×1、2%利多卡因×2、肝素钠×2、5 mL 注射器×2、20 mL 注射器×2、10 mL 注射器×2、皮肤消毒剂×1、75%乙醇×1、口罩×3、手套×3、帽子×3、可吸收缝线×1、纱布×2、棉签×1、输液接头×1、10 cm×12 cm 透明敷料×1、6 cm×8 cm 透明敷料×1、速干手消毒剂	所有用物需在有效期内
环境准备	1. 环境清洁、明亮 2. 空气消毒半小时	
患者评估	1. 评估输液港穿刺部位皮肤情况：是否清洁、皮肤是否完整、有无局部感染 2. 预穿刺部位有无放疗史、外科手术史、血栓史等手术禁忌证 3. 患者是否有肺部阻塞性疾病 4. 患者对输液港有关知识是否了解、对手术过程是否担忧	1. 评估患者有无输液港手术置入禁忌证 2. 做好术前健康宣教
穿刺前准备	1. 操作者（包括医师及护士）衣帽整齐，洗手、戴口罩 2. 患者戴帽子、戴口罩仰卧，枕头放于肩下，解开上衣，暴露穿刺侧肩颈部	操作前室内空气消毒 2 小时

续表

项目	操作步骤	注意要点
消毒	1. 打开消毒包，戴无菌手套，整理用物并按序放置 2. 由助手将消毒液倒入弯盘中 3. 消毒皮肤：先用乙醇清洁脱脂 3 遍，再用皮肤消毒剂消毒 3 遍，自然待干，脱手套 4. 建立无菌区：铺无菌治疗巾；铺无菌大单覆盖患者全身 5. 脱去手套，洗手	消毒面积：上至下颌骨与肩峰的连线，下至乳头的平行线，侧缘至胸骨中线、腋中线
穿刺配合	1. 巡回护士协助医师穿隔离衣、戴无菌手套，器械护士递无菌络合碘纱布 2 块给医师消毒无菌手套，用 0.9％氯化钠溶液冲洗手套 2. 巡回护士打开输液港器械包外层，并配合器械护士将注射器、输液港套件置于无菌包内。器械护士用 20 mL 注射器抽取 0.9％氯化钠溶液备用，将利多卡因与 0.9％氯化钠溶液按 1：1 比例稀释注入药杯，在 2 个弯盘内分别倒入少量 0.9％氯化钠溶液，稀释肝素钠液备用 3. 器械护士用无损伤针穿刺输液港底座并推注 0.9％氯化钠溶液，检查有无破损，同时将输液港套件湿化，并根据医师需要递送物品 4. 巡回护士观察患者面色及呼吸，如有异常及时配合医师进行抢救	
定位	1. 置入成功后，巡回护士协助医师进行导管尖端定位 2. 器械护士协助医师将导管尖端置入所需最佳位置 3. 置入手术完后，器械护士协助医师用敷料覆盖已缝合的伤口，并用胶布固定	导管尖端位于置入上腔静脉与右心房上壁交界连接点
留观	1. 手术完毕后，嘱患者卧床休息 10 分钟 2. 观察患者呼吸、面色，注意有无气胸、血胸 3. 向患者进行健康宣教，交代注意事项	
整理用物	清理用物，洗手，做好各种记录	记录应详细

（五）健康教育

1. 3 天内注射座周围有疼痛，可遵医嘱服用止痛药物。

2. 如若伤口渗血、渗液请及时告知医师，立即进行换药。

3. 待伤口痊愈，患者可洗澡，置入静脉输液港患者不影响从事一般性日常工作、家务劳动、轻松运动。但需避免使用同侧手臂提过重的物品、过度活动等，如不用置入侧手臂做引体向上、托举哑铃、打球、游泳等活动度较大的体育锻炼。女性患者注意文胸肩带避免压迫摩擦置港位置。避免重力撞击输液港部位。

4. 输液港患者治疗间歇期每四周必须用无损伤针用 100 U/mL 的肝素钠盐水对静脉输液港进行冲管、封管等维护一次，避免导管堵塞。建议回医院维护，同时每 3～6 个月复查胸片一次。

5. 输液港处皮肤出现红、肿、热、痛则表明皮下有感染或渗漏，必须返院就诊。如出现肩部、颈部及同侧上肢浮肿、疼痛时，应及时检查。

6. 输液港必须使用无损伤针进行穿刺，禁止用 10 mL 以下的注射器冲洗导管。

7. 做 CT、MRI、造影检查时，严禁使用此静脉输液港作高压注射造影剂，防止导管破裂。

六、静脉留置针穿刺流程

静脉留置针（PVC）又称"套管针"，穿刺时将外套管和针芯一起刺入血管，当套管针送入血管后抽出针芯，仅将柔软的外套管留在血管内（图 3-5）。20 世纪 80 年代开始在我国广泛应用，实现了浅静脉内留置输液，有效维持了血管通道，减少了反复穿刺患者血管，减轻了护理人员静脉穿刺工作负荷等。

（一）目的

建立外周静脉输液通道，减少对静脉的反复穿刺。

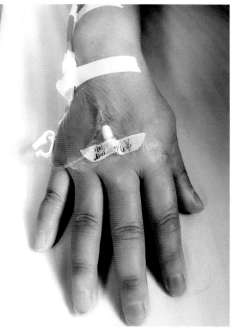

图 3-5 静脉留置针留置

（二）要点知识

1. 留置针的分类　留置针针芯的外套可留置在血管内，外套柔软，管径粗，易于操作和固定。当患者躁动或变换体位时，套管针不易滑脱和损伤血管。

（1）根据构造不同，留置针可分为两种。①开放式留置针：于 20 世纪 80 年代末引入我国，广泛用于手术室。穿刺后注意将血管按压好并迅速拔出针芯连接输液装置，否则容易出现血液外溢。②密闭式留置针：是集套管、延长管、肝素帽于一体的整体密闭式系统。这种密闭式的一体化设计能有效减少血液外溢造成的污染。

（2）根据功能不同，留置针可分为三种。①安全型留置针：具有自动激活的保护装置，留置针内有自动启动的保护夹，当针芯从套管中退出时能自动锁闭针尖，可避免发生针刺伤。②防反流留置针：将留置针的单片夹改为单手夹，避免了普通型留置针单片夹在夹管时挤压延长管，松手时延长管恢复原形而产生负压，使血液回流堵塞导管。留置针的接口由肝素帽改为无针正压接头，既有效防止血液反流堵管，又避免了输液使用针头连接引起针刺伤的危险；正压无针连接式留置针在连接时无任何破坏性操作，不产生任何碎屑，减少了输液微粒的产生，提高了输液安全。③减轻血管损伤留置针：直行留置针可单手完成穿刺到送管的全过程，另一只手可持续绷紧皮肤，减少换手送管对血管的损伤，提高穿刺成功率，尤其适用于儿科患者。

2. 留置针的型号　以开放式留置针为例，临床常用的留置针规格按与留置针相连的尾端颜色区分，针的型号 G 与针的外径相关（表 3－6）。

表 3－6　开放式静脉留置针规格

型号	14G	16G	17G	18G	20G	22G	24G
针座颜色	橙色	灰色	白色	绿色	粉红色	蓝色	黄色
外径（mm）	2.2	1.7	1.5	1.3	1.1	0.9	0.7

3. 静脉选择

（1）宜选择上肢静脉作为穿刺部位。

（2）选择粗直、血流量丰富的血管，避开静脉瓣、关节部位以及有疤痕、炎症、硬结等静脉。

（3）成年人不宜选择下肢静脉，小儿不宜首选头皮静脉。

（4）接受乳房根治术和腋下淋巴结清扫术的患者应选健侧肢体穿刺；上腔静脉压迫综合征患者不宜选择上肢静脉置管；有血栓史和血管手术史的静脉不应置管。

（三）注意事项

1. 静脉留置针穿刺，必须严格执行无菌技术操作规程。

2. 选择静脉留置针，遵循最短、最小型号，能满足输液要求即可；穿刺前检查留置针的包装及有效期，如有破损或过期应禁止使用。

3. 穿刺静脉尽量避开关节，避免活动导致留置针脱出。

4. 静脉留置针穿刺成功后注明穿刺者、穿刺日期及时间。

（四）操作流程（表 3–7）

表 3–7　PVC 穿刺流程

项目	操作步骤	注意要点
物品准备	注射卡，药物，速干手消毒剂，皮肤消毒剂，透明敷料 6 cm×8 cm，留置针，胶布，笔，棉签，注射器，10 mL 生理盐水止血带，垫巾	所有物品均需在有效期内
环境准备	1. 环境清洁、明亮 2. 空气消毒半小时	
患者评估	1. 评估患者一般情况及血管 2. 根据治疗需要选择血管 3. 解释操作目的及注意事项	对输入刺激性强的药物选择前臂粗直的血管
穿刺前准备	1. 操作者衣帽整齐，洗手、戴口罩 2. 经 2 人核对按无菌原则注射器抽好生理盐水备用 3. 再次检查留置针等无菌物品的包装及有效期	严格三查八对

续表

项目	操作步骤	注意要点
消毒	1. 用物带至患者床旁，对床号、姓名 2. 打开留置针外包装，戴手套 3. 选择血管。在穿刺点上方 5 cm 处扎压脉带，按常规进行局部皮肤消毒，待干	以穿刺点为中心，消毒直径 8 cm×8 cm
穿刺	1. 取出留置针，去除针套，转动针芯使针头斜面向上。将注射器头皮针刺入肝素帽内，注意排尽空气 2. 嘱患者握拳，左手绷紧皮肤，右手以拇指和示指夹紧套管针的护翼，针头与皮肤成 15°～30°穿刺 3. 见回血后，降低角度再将穿刺针推进 0.2～0.5 cm，右手固定套管针、左手拔出针芯 0.5～1 cm，右手将外套管全部送入静脉，抽出针芯，松压脉带，嘱患者松拳 4. 推注生理盐水，观察是否通畅、有无肿胀	
固定	用 6 cm×8 cm 透明敷料固定留置针，将写上穿刺者姓名、留置日期和时间的胶带封闭针座处，然后固定延长管，取出压脉带	敷料以穿刺点为中心需盖住整个留置针
整理用物	1. 协助患者卧于舒适位置，整理床单位，洗手 2. 向患者交代注意事项。根据情况进行健康教育	

（五）健康教育

1. 穿刺前告知患者相关知识，取得患者的配合。

2. 留置静脉留置针侧肢体不宜提取重物及用力活动，不宜长时间下垂，防止导管回血堵塞。

3. 观察穿刺部位及周围有无发红、疼痛、肿胀、渗出，导管有无滑脱，肢体末端血运是否良好，如有异常及时告知护士进行处理。

4. 睡眠时注意避免压迫穿刺血管，以免血流缓慢导致静脉血栓形成。

5. 尽量选择宽松的衣服，更衣时注意防止将导管勾出或拔出。

6. 洗澡时，可用保鲜膜对留置针处予包裹，注意避免敷料内进水，如敷料内潮湿应及时消毒更换。

七、外周静脉-中线导管置管流程

外周静脉-中线导管是一种细长而柔软的导管（图3-6），为尾端预连接设计内置支撑导丝，生物相容性好。由肘前部的血管置入人体，将药物直接输注在血流速度快、血流量大的静脉，有效防止药物对外周血管的刺激和损伤，可以保留7～49天。中线导管一次置管成功率高，并发症低，操作简单安全，不需要缝针，不限制患者臂部活动，是一种更有效、更安全的外周静脉输液治疗方式。

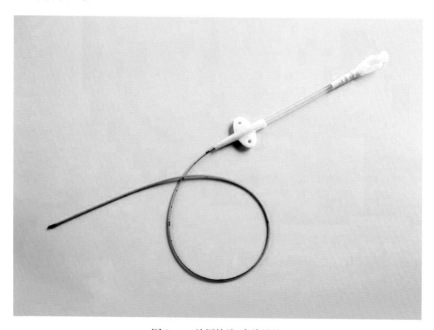

图3-6　外周静脉-中线导管

（一）目的

建立外周静脉输液通道，保护静脉。用于患者中期补液等静脉治疗。

（二）要点知识

1. 静脉选择

（1）成人选择上肢肘正中静脉、头静脉、贵要静脉和肱静脉、颈外静脉。新生儿还可选择头部的耳后静脉、颞静脉和下肢的大隐静脉等。避开在触诊时有痛感、有暴露伤口以及受影响的静脉（如淤青、有渗液、有静脉炎、硬化、条索状或充血静脉）。

（2）接受乳房根治术和腋下淋巴结清扫术的患者应选健侧肢体穿刺；上腔静脉压迫综合征患者不宜选择上肢静脉置管；有血栓史和血管手术史的静脉不应置管。

2. 导管尖端位置

（1）对于成人和较大年龄儿童而言，导管尖端位置是腋窝水平或锁骨上静脉。

（2）新生儿、小儿：头皮静脉置管，导管尖端位置是锁骨上颈静脉。

（3）新生儿和儿童：下肢静脉置管，导管尖端位于腹股沟褶皱下侧。

3. 置管的禁忌证

（1）患者身体条件不能承受置管操作，如凝血机制障碍，免疫抑制者慎用。

（2）已知或怀疑患者对导管所含成分过敏者。

（3）既往在预定置管部位有放射治疗史、有静脉炎和静脉血栓形成史、外伤史，血管外科手术史。

（4）上腔静脉压迫综合征患者不宜选择上肢置入。

（5）确诊或疑似导管相关性血流感染、菌血症或脓毒血症者，感染性心内膜炎者。

（6）患者不配合。

（三）注意事项

1. 外周静脉-中线导管置管宜由经过专业培训后具有资质证的执业医师或注册护士进行操作。

2. 置管前做好告知及解释工作，使患者放松，避免紧张。

3. 穿刺前应了解静脉走向及静脉情况，避免在疤痕及静脉瓣处穿刺。

4. 置管时尽量做到最大的无菌屏障，严格无菌操作。

5. 注意避免穿刺过深而损伤神经、穿刺入动脉。

6. 有出血倾向的患者要注意加压止血。

7. 对免疫力低下的患者置管后应严密观察有无感染及机械性静脉炎。

8. 操作完毕后确定有回血即可，无需胸片定位，做好各种记录。

（四）操作流程（表3-8）

表3-8　外周静脉-中线导管置管流程

项目	操作步骤	注意事项
物品准备	PICC穿刺包（换药碗×1、弯盘×2、巾钳×2、有齿钳×2、无菌剪刀×1、治疗巾×4、大单×1、纱布×10、无菌止血带×1）、外周静脉-中线导管×1、无菌衣×1；皮肤消毒剂×1、75%乙醇×1、500 mL 0.9%氯化钠溶液×1、20 mL注射器×1、10 mL注射器×2、无菌手套×2、10 cm×12 cm无菌透明敷料×1、肝素帽或输液接头×1、软尺×1、专用记号笔×1、胶布、绷带、速干手消毒剂	所有用物需在有效期内
环境准备	1. 环境清洁、明亮 2. 空气消毒半小时	置管室减少人员流动
患者评估	1. 患者是否穿宽松上衣，淋浴，上厕所 2. 患者血管是否清楚，不清楚者可以热敷以助血管扩张 3. 患者情绪是否紧张，讲解操作期间的注意事项及健康教育	肘部血管条件差者采用B超引导下改良塞丁格技术
穿刺前准备	1. 穿刺者洗手、戴口罩、戴一次性帽子 2. 患者戴口罩，戴一次性帽子，取适当体位：平卧或半坐位，患者手外展，与身体成90°，于穿刺点上方扎压脉带，根据静脉暴露情况选择血管，确定静脉及置管穿刺点	1. 穿刺静脉首选贵要静脉，其次是肘正中、头静脉 2. 穿刺部位：肘上穿刺点为肘关节上2横指
测量定位	测量臂围：肘窝中部向上10 cm处测量臂围	应测量双臂的臂围
消毒	1. 打开PICC穿刺包，戴无菌手套，建立无菌区，整理用物并有序放置 2. 由助手将消毒液倒入弯盘中 3. 消毒皮肤：先用乙醇清洁脱脂3遍，再用皮肤消毒剂消毒3遍，自然待干，脱手套 4. 建立无菌区：将无菌治疗巾铺在手臂下，将灭菌止血带放在手臂下方；铺无菌治疗巾；铺无菌大单覆盖患者全身 5. 脱去手套，洗手	以穿刺点为中心，消毒面积≥20 cm×20 cm，两侧到臂缘

续表

项目	操作步骤	注意事项
穿刺	1. 穿无菌衣、戴无菌手套，助手将注射器、导管等用物按无菌原则递给穿刺者，按使用先后顺序摆放有序 2. 用 20 mL 注射器抽足量的 0.9％氯化钠溶液，备用 3. 用 0.9％氯化钠溶液洗手（注意要把滑石粉洗净），擦干，用 0.9％氯化钠溶液预冲中线导管及接头，检查导管是否完好 4. 扎止血带，嘱患者握拳 5. 左手绷紧皮肤，右手持穿刺针与穿刺部位保持 15°～30°进行静脉穿刺 6. 确认回血后，立即降低穿刺角度，再进入少许，进一步推进导入鞘，确保导入鞘进入静脉 7. 松开止血带，一只手固定导入鞘避免移位，轻压导入鞘尖端血管上，减少血液流出，另一只手退出针芯 8. 固定导入鞘，继续按压鞘尖端血管处，持导管从导入鞘末端匀速缓慢送入静脉 9. 导管送至合适部位，用注射器抽回血，确认导管在静脉内，撤出导管内导丝 10. 连接输液接头，使用 0.9％氯化钠溶液冲管，确定通畅后用 0.9％氯化钠溶液或肝素钠液封管 11. 清理穿刺点，固定导管，盖无菌敷料并加压包扎	1. 送管时禁止用镊子紧夹导管，防止损伤导管 2. 送管时用力要均匀缓慢 3. 退出针芯前务必松开止血带，套管尖端加压后再撤出针芯 4. 冲管时用 10 mL 以上的注射器
整理用物	1. 清理用物，脱去手套，洗手 2. 完成相关记录	

（五）健康教育

1. 置管前向患者做好解释工作，避免患者情绪紧张，取得患者的配合，以确保穿刺时患者静脉的最佳状态。

2. 嘱患者避免空腹置管，以免引起低血糖或晕针等反应。

3. 告知患者穿刺期间如出现穿刺点疼痛等情况及时向护理人员反应，护理人员应予对症处理。

第二节　维护操作流程

一、经外周静脉穿刺中心静脉导管使用及维护流程

（一）目的

1. 更换敷料，保持伤口清洁无菌，预防伤口感染。

2. 更换接头，预防导管相关感染。

3. 冲洗导管，保证导管正压封管，保持导管通畅。

（二）要点知识

1. 敷料的更换

（1）经外周静脉穿刺中心静脉导管（PICC）维护时应使用换药包（图3-7），宜使用专用护理包（图3-8）。

（2）PICC置入24小时内更换敷料1次；纱布敷料至少每2天更换1次，透明敷料至少每5～7天更换1次。

（3）纱布敷料与透明敷料一起使用时，应视同纱布敷料每2天更换1次。

（4）当敷料潮湿、卷边、松脱、完整性受损或者穿刺点渗液、压痛及有感染征象时必须及时更换敷料。

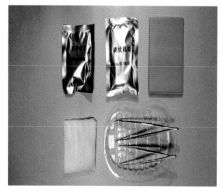

图3-7　一次性换药包

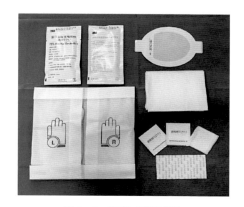

图3-8　PICC专用换药包

2. PICC 冲封管的要求

（1）输液输血时冲封管的要点：①输液前用 10 mL 0.9％氯化钠溶液脉冲式冲管，输液后用 10 mL 0.9％氯化钠溶液脉冲冲管加正压封管。严禁使用小于 10 mL 规格的注射器。②抽血或输血及输液完大分子物质（如 TPN、脂肪乳、甘露醇、50％葡萄糖溶液等）后及时应用 20 mL 0.9％氯化钠溶液脉冲冲管加正压封管。如果输液接头内的血液未完全冲洗干净，应立即更换。③输液大分子、高黏稠药品后绝对不能用静滴或推注的方式冲管代替脉冲冲管加正压封管。④输液间歇期至少每 7 天冲封管一次，导管内有回血应立即冲管。

（2）冲管液的选择：可以选择 0.9％氯化钠溶液，静脉输液或给药前后用 0.9％氯化钠溶液冲洗，用量要视导管的类型和尺寸、患者年龄及患者输注的液体性质而定，一般需要用 10～20 mL 的 0.9％氯化钠溶液，在采血或输血后要使用更大容积的冲洗液冲洗导管。如果输注的药物与 0.9％氯化钠溶液有配伍禁忌时，必须先用 5％葡萄糖溶液冲洗，再用 0.9％氯化钠溶液把导管中的葡萄糖冲洗干净，这样可以减少微生物生长所需的营养。

（3）封管液的选择：肝素钠是一种抑制凝血酶原向凝血酶、纤维蛋白转换，从而抑制凝血的药物，一般使用 0～10 U/mL 的肝素钠盐水封管，可以预防纤维蛋白积聚，减少血栓形成，封管液量不低于导管容积加延长管容积的 2 倍。如果用肝素钠盐水封管时护士应该评估其使用的禁忌证，包括但不仅限于：出现肝素导致的血小板减少症的危险、肝素对从导管抽血所做的实验室结果的影响、全身的抗凝血作用等。

（4）注射器的大小：为了防止导管的损伤，用于导管冲洗、封管、给药的注射器大小必须符合导管产品的使用要求。注射器的大小直接影响到因用力推注所产生的压力大小，即注射器越小，压力越大。因此，一般的导管可用不小于 10 mL 的 0.9％氯化钠溶液注射器以检验导管的通畅性，不允许强力冲管、不允许造影剂的高压团注（耐高压的聚氨酯材质的导管除外）。小于 10 mL 的注射器可产生较大的压力，如遇到导管阻塞可致导管破裂。

（5）封管方式〔SAS（H）〕：S—0.9％氯化钠溶液；A—药物注射；S—0.9％氯化钠溶液（H—肝素溶液）。

（6）封管手法：脉冲正压。

脉冲：产生正负压形成涡流，可有力地将粘在导管壁上的内容物冲洗干净。

正压：脉冲会产生负压使血液反流进导管，剩余 2 mL 直推产生正压防血液反流堵管。

3. 输液接头的更换　PICC 导管的末端有螺纹口与输液接头相连接，封闭导管末端。接头更换的时间至少每 7 天一次。如果接头内有血液残留、完整性受损或取下接头后都要立即更换新的接头。使用或者更换接头时要用适当的消毒剂多方位擦拭接头或接头的横切面及外围，擦拭时要有一定的时间和擦拭力量，这样才能有效去除接头部位的微生物。

（1）更换接头的步骤：①打开接头包装，用 0.9％氯化钠溶液预冲输液接头。②取下原来的接头。③适当的消毒剂消毒接头，如用乙醇用力擦拭接头至少 15 秒。④连接新的输液接头并确保连接紧密。⑤连接注射器，脉冲方式冲洗导管。⑥记录接头更换时间并签名。

4. PICC 穿刺部位的监测

（1）穿刺点有无红肿、硬结、渗出物、触痛、出血等。

（2）需要测量双侧臂围并与置管前对照。

（3）检查透明敷料有无卷边、松脱和破损及标注维护日期。

（4）穿刺侧手臂、肩颈、腋窝、胸部有无酸胀、肿痛、麻木等不适。

（三）注意事项

1. 严格无菌操作。PICC 的维护应由经过专业培训的医护人员进行。

2. 不能用 10 mL 以下的注射器冲封管。

3. 导管可进行常规的微量泵输液或输液泵给药，但不应用于高压注射泵推注造影剂（紫色的耐高压导管除外）。

4. 敷料必须保持清洁干燥，使穿刺点及导管完全置于敷料的无菌保护下，不能将导管放在敷料外。禁止将胶带直接贴于导管上，避免撕裂导管。

5. 严禁将导管外露部分再次置入体内，避免细菌进入体内。

6. 导管、皮肤、敷料一定要三者合一，避免导管进出体内。

（四）操作流程（表 3-9）

表 3-9　PICC 使用及维护流程

项目	操作步骤	注意事项
物品准备	PICC 换药包（小药杯×2、棉球×8、弯盘×2、钳子×2、纱布×2、3 cm×3 cm 小纱布×1）、无菌手套×1、清洁手套×1、75%乙醇×1、皮肤消毒剂×1、10 cm×12 cm 透明敷料×1、10 mL 注射器×1、0.9%氯化钠溶液×1（或预冲式导管冲洗器×1）、无菌肝素帽或输液接头×1、胶布、软尺、无菌纱布、笔、速干手消毒剂×1	所有物品均需在有效期内
患者评估	1. 检查穿刺点局部有无发红、肿胀、渗出物等 2. 观察导管置入长度 3. 测量双侧臂围 4. 询问患者穿刺侧肩部、肢体、胸部有无肿胀、麻木等不适	臂围与 PICC 置管时相比大于 2 cm 怀疑血栓的发生
操作前准备	1. 操作者衣帽整齐、洗手、戴口罩 2. 向患者做好解释，指导其头转向对侧	
撕脱敷料	1. 患者手外展，与身体成 45°～90°，暴露穿刺部位情况 2. 戴清洁手套 3. 一只手稳住导管的圆盘或连接器，另一只手以导管进口为中心，将敷料从四周向导管进口处剥离 4. 从穿刺点下方至上方撕下敷料 5. 脱清洁手套	1. 稳住导管，防止导管脱出 2. 据穿刺点情况戴手套，做好标准预防
维护前准备	1. 维护者洗手、戴口罩 2. 打开 PICC 换药包，按无菌原则加入无菌肝素帽或输液接头、透明敷料、注射器 3. 右手戴无菌手套，右手持小药杯，左手分别倒入 75%乙醇及皮肤消毒剂，左手持 10 mL 0.9%氯化钠溶液，右手持 10 mL 注射器进行抽吸 4. 如果准备的是预冲式导管冲洗器，打开包装放旁边备用。无需抽 0.9%氯化钠溶液	严格无菌操作

续表

项目	操作步骤	注意事项
消毒	1. 左手戴无菌手套,在患者手臂下铺无菌巾 2. 用无菌纱布包裹连接器及输液接头,一只手持导管,一只手消毒 3. 以导管进口处为中心向外做旋转擦拭消毒,乙醇棉球避开穿刺点擦拭消毒3遍;再用皮肤消毒剂棉球擦拭消毒,范围包括穿刺点、皮肤、导管体外部分和连接器,待干	1. 消毒面积以穿刺点为中心,直径>20 cm×20 cm。穿刺点消毒停留时间不少于15秒 2. 使用乙醇棉球前询问患者是否能够使用乙醇 3. 乙醇避免接触导管
更换输液接头	1. 用0.9%氯化钠溶液预冲新的输液接头,排尽空气备用 2. 用无菌纱布包裹将旧的输液接头取下,用乙醇小纱布对导管的螺纹口外围及横切口擦拭消毒15遍,连接输液接头 3. 用10 mL 0.9%氯化钠溶液注射器或预冲式导管冲洗器脉冲正压封管	1. 对末端开放性导管,注意导管与输液接头分离时,关闭导管,避免气栓 2. 冲封管时用10 mL以上的注射器
粘贴透明敷料	1. 固定导管:皮肤完全干燥,使用无菌输液贴在导管的圆盘或连接器上"一字形"粘贴固定,使导管位置固定稳妥 2. 以导管入口处为中心,无菌透明敷料覆盖导管入口处的导管,敷料下缘不超过连接器,敷料平整 3. 再用第二条无菌输液贴从圆盘或连接器下交叉固定导管 4. 第三条胶布横固定交叉处,再以胶布固定延长管 5. 在透明敷料上注明换药者姓名、换药日期和时间	1. 外露导管呈S或U状等,避免导管打折 2. 透明敷料呈无张力性粘贴
整理用物	1. 协助患者卧于舒适位置,整理床单位,洗手 2. 向患者交代注意事项,根据情况进行健康教育;完成相关记录	详细交代注意事项

（五）健康教育

1. PICC 导管为医用硅胶导管，非常柔软，故置管的一侧手臂可从事一般的日常工作、家务劳动及部分体育锻炼，但需避免提过重的物品，不做引体向上、托举哑铃等持重锻炼。

2. 携导管可以淋浴，但应避免盆浴、泡浴。淋浴前用塑料保鲜膜在置管处缠绕 2～3 圈，上下边缘用胶布贴紧，淋浴后检查敷料下有无进水，如有，请及时更换。

3. 置管一侧手臂避免测血压及静脉穿刺。

4. 如出现穿刺点红肿、化脓，置管侧手臂麻木、疼痛感等不适应及时告知医护人员予对症处理。

5. 导管在不输液的情况下每周维护冲管一次，防止血液反流导致导管堵塞。

二、耐高压注射型 PICC 使用及维护流程

耐高压注射型 PICC（Power PICC）使用强化聚氨酯材料，可耐受300 psi（磅/平方英寸）压力，可满足高压注射的需要，最大输注速度可达 5 mL/s。

（一）目的

1. 更换敷料，保持伤口清洁，预防伤口感染。

2. 更换接头，预防导管相关感染。

3. 冲洗导管，保证导管正压封管，保持导管通畅。

（二）要点知识

耐高压注射型 PICC 有单腔、双腔、多腔，分别是 4Fr 单腔、5Fr 单腔、5Fr 双腔、6Fr 双腔等。使用范围：强化 CT 扫描，创伤、休克、多静脉通道建立，中心静脉压的检测（CVP），短期或者长期静脉输液，长期输注高渗、低渗、刺激性以及发疱性药品等。

（三）注意事项

1. 透明敷料和思乐扣每周更换 1 次，纱布敷料隔天更换 1 次。敷料松脱、卷曲、潮湿时随时更换。

2. 撤除思乐扣时先用 3～4 片乙醇棉片浸湿思乐扣固定垫下表面，使其自然松脱，切勿强行去除。

3. 观察穿刺点有无红肿、渗液等，如有异常需及时处理。

4. 治疗间隙期间每 7 天冲洗导管 1 次，每次输注药物前后、输注血制品前后、输注静脉营养液后必须及时冲洗导管。

5. 封管后或输液间歇期要关闭拇指夹，双腔或多腔导管注意每个腔都要封管。

6. 严禁将体外的导管部分移入体内。

7. 禁止将胶布直接贴在导管上。

8. 耐高压注射型 PICC 的维护应由经过专业培训的医护人员进行，严格无菌操作。

9. 使用耐高压注射型 PICC 进行高压注射时，先抽回血确认导管是否在静脉内及是否通畅；建议取下输液接头或肝素帽，将对比剂延长管直接与 PICC 导管接口相连接进行高压注射。

（四）操作流程（表 3‑10）

表 3‑10　耐高压注射型 PICC 使用及维护流程

项目	操作步骤	注意事项
物品准备	PICC 换药包（小药杯×2、棉球×8、弯盘×2、钳子×2、纱布×2、3 cm×3 cm 小纱布×1）、无菌手套×1、清洁手套×1、75％乙醇×1、皮肤消毒剂×1、速干手消毒剂×1、稀释后的肝素钠、10 mL 注射器×2、0.9％氯化钠溶液×1（或预冲式导管冲洗器）、无菌肝素帽或输液接头、思乐扣×1、10 cm×12 cm 透明敷料×1、胶布、软尺、无菌纱布、笔	1. 所有物品均需在有效期内 2. 根据导管腔的个数准备冲封管的注射器及接头
患者评估	1. 评估患者一般情况，穿刺点有无红肿、渗血、渗液 2. 观察导管体内长度，外露长度 3. 测量双侧臂围，观察手臂、肩部、胸部有无肿胀、压痛、麻木等不适	评估情况与置管前进行对比
维护前准备	1. 环境清洁、光线充足 2. 核对患者的置管信息以及上次维护时间	严格三查八对
撕脱敷料	1. 患者手外展，与身体成 45°～90°，暴露穿刺部位情况 2. 洗手，戴清洁手套 3. 一只手稳住导管的锥形部分，另一只手以导管进口为中心，将敷料从四周向导管进口处剥离 4. 从穿刺点下方至上方撕下敷料，一只手固定导管一只手揭取敷料，取下思乐扣 5. 脱清洁手套	

续表

项目	操作步骤	注意事项
消毒	1. 再次洗手，检查换药包的有效日期，按无菌方法打开无菌包，将置管侧手臂下放无菌巾 2. 右手戴无菌手套，右手持小药杯，左手分别倒入75%乙醇及皮肤消毒剂；左手持 10 mL 0.9%氯化钠溶液、肝素盐水，右手持 10 mL 注射器进行抽吸；戴另一只无菌手套 3. 左手拿无菌纱布包裹导管尾端接头处，并将其稍提起，以导管进口处为中心向外做旋转擦拭消毒，乙醇棉球避开穿刺点擦拭消毒 3 遍，再用皮肤消毒剂棉球擦拭消毒，范围包括穿刺点、皮肤、导管体外部分和延长管，待干	1. 以穿刺点为中心，消毒直径 > 20 cm × 20 cm，两侧至臂缘，擦拭消毒 2. 导管切勿接触乙醇
更换思乐扣及敷料固定	1. 无菌方法打开思乐扣套件，将粘贴思乐扣处的皮肤擦皮肤保护剂，待干 2. 安装思乐扣固定翼，箭头指向穿刺点，将导管与思乐扣扣紧后，撕脱思乐扣底衬固定思乐扣装置 3. 取出透明敷料，将敷料中心对准穿刺点，自然垂放，妥善固定导管，边按压边撕脱边框，胶布固定敷料与导管边缘	1. 敷料中心对准穿刺点，以最大屏障保护穿刺点 2. 敷料须覆盖住思乐扣
更换接头	1. 脱手套，洗手，戴无菌手套 2. 一只手固定导管接头，一只手用无菌纱布包裹输液接头，并将接头拧脱，弃去。用乙醇棉球消毒导管连接处 3. 用预充式冲洗器连接新接头、排气，连接于导管上拧紧，打开导管拇指夹，脉冲式冲洗导管，关闭拇指夹 4. 用装有 2 mL 稀释肝素液的 10 mL 注射器封管，夹闭导管拇指夹	1. 脉冲冲洗导管，建议用肝素液正压封管 2. 负压无针接头先夹闭导管拇指夹，再取下冲洗的注射器；正压无针接头分离注射器后夹闭导管
整理用物	1. 脱手套，将写好维护日期及时间、维护者签名及导管体内长度、外露长度、臂围情况的胶布贴在导管延长管上 2. 向患者交代注意事项；根据情况进行健康教育；完成相关记录 3. 整理用物，消毒备用	详细交代注意事项，做好健康教育

注：更换思乐扣及敷料固定与更换接头两个步骤可前后顺序交换，不影响整体维护质量。

（五）健康教育

1. 携耐高压注射型 PICC 导管可以淋浴，但应避免盆浴、泡浴。淋浴前用塑料保鲜膜在置管处缠绕 2～3 圈，上下边缘用胶布贴紧，淋浴后检查敷料下有无进水，如有，请及时更换。

2. 置管一侧手臂避免测血压及静脉穿刺。

3. 如出现穿刺点红肿、化脓，置管侧手臂麻木、疼痛感等不适及时告知医护人员予对症处理。

4. 导管在不输液的情况下每周冲管一次，需输液者则输液前后需冲管，防止血液反流导致导管堵塞，拇指夹在停止输液时应及时关闭。

5. 导管可用于需要增强 CT 扫描时注射造影剂，注射完毕后立即用 20 mL0.9％氯化钠溶液冲封管。

6. 加强观察，如导管有血液回流时需及时冲管。

三、中心静脉导管使用及维护流程

非隧道的中心静脉导管（CVC）是一种经锁骨下静脉、颈内外静脉等大静脉置入尖端位于中心静脉的导管。临床上常用于危急重症患者的抢救、补液输血、静脉营养支持、中心静脉压的检测等方面（图 3－9）。

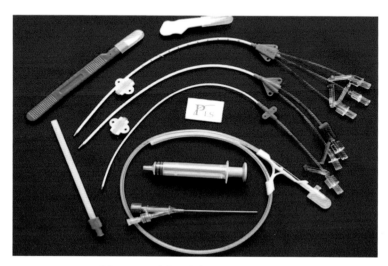

图 3－9　置入非隧道中心静脉导管的用物

（一）**目的**

保持中心静脉输液通路通畅，无感染等并发症的发生，达到安全输液的目的。

（二）**要点知识**

1. CVC 置管的适应证

（1）CVC 用于测量中心静脉压。

（2）重症、急诊患者建立输液通路。

（3）长期肠外营养、抗生素、止痛药注射的给予途径。

（4）输注刺激性、腐蚀性的药物。

（5）血液透析的管道，如血浆置换或洗肾。

（6）为反复输液的患者建立良好的输液通道，避免反复穿刺的痛苦。

2. CVC 置管的禁忌证

（1）置管局部皮肤破损、感染。

（2）有出血倾向者。

（3）局部有放疗史。

（4）装有心脏起搏器患者的同侧。

3. 冲封管的要求　同 PICC 冲封管的要求（参见本章第二节"经外周静脉穿刺中心静脉导管使用及维护流程"）。

（三）**注意事项**

1. 中心静脉导管穿刺后，严密观察患者的生命体征等情况，尽早发现有无气胸、血胸等并发症的发生，及时对症处理。

2. 中心静脉导管的维护应由经过专业培训的医护人员进行，防止感染、血栓等并发症的发生。

3. 输入化疗药物、氨基酸、脂肪乳等高渗、强刺激性药物或输血前后，应及时冲管。出现液体流通不畅，使用 10 mL 注射器抽吸回血，不应强力推注液体。

4. 严格遵循无菌操作原则。

5. 无菌透明敷料每 7 天更换 1 次，纱布敷料常规每 2 天更换 1 次；出现渗血、出汗等导致敷料潮湿、卷曲、松脱或破损时应立即更换。

6. 注意观察中心静脉导管体外长度的变化，防止导管脱出。

（四）操作流程（表 3–11）

表 3–11　CVC 使用及维护流程

项目	操作步骤	注意事项
物品准备	PICC 换药包（小药杯×2、棉球×8、弯盘×2、钳子×2、纱布×2、3 cm×3 cm 小纱布×1）、无菌手套×1、清洁手套×1、75%乙醇×1、皮肤消毒剂×1、10 cm×12 cm 透明敷料×1、10 mL 注射器×1、0.9%氯化钠溶液×1（或预冲式导管冲洗器×1）、无菌肝素帽或输液接头×1、胶布、软尺、无菌纱布、笔、速干手消毒剂×1	根据医嘱备药，所有物品均需在有效期内
导管评估	1. 评估患者中心静脉导管固定情况，导管是否通畅 2. 评估穿刺点局部和敷料情况；查看敷料更换时间、置管时间 3. 评估患者置管侧肢体、肩部、胸部有无疼痛、肿胀、麻木等不适	透明敷料常规更换时间为 5～7 天 1 次，纱布敷料 1～2 天更换 1 次
撕脱敷料	1. 患者头偏向置管对侧，暴露穿刺部位情况 2. 洗手，戴清洁手套 3. 一只手稳住导管的锥形部分，另一只手以导管进口为中心，将敷料从四周向导管进口处剥离 4. 从穿刺点下方至上方撕下敷料 5. 脱清洁手套，洗手	
消毒	1. 检查换药包的有效日期，按无菌方法打开无菌包 2. 戴一只无菌手套，用无菌方法倒乙醇、络合碘，戴另一只无菌手套 3. 左手拿无菌纱布包裹导管尾端接头处，并将其稍提起，以导管进口处为中心向外做旋转擦拭消毒，乙醇棉球避开穿刺点擦拭消毒 3 遍；再用络合碘棉球擦拭消毒，范围包括穿刺点、皮肤、导管体外部分和连接器，待干	1. 消毒范围：穿刺点及周围皮肤 20 cm×20 cm 2. 防止将导管拉出
更换敷料	1. 穿刺点及周围皮肤完全干燥后，以穿刺点为中心，无张力性粘贴敷料 2. 固定稳妥，避免导管打折 3. 在透明敷料上注明换药者姓名、换药日期和时间	使导管、皮肤及敷料三者合一，防止导管脱出

续表

项目	操作步骤	注意事项
冲封管	1. 用 0.9％氯化钠溶液预冲新的输液接头 2. 先关闭 CVC 导管夹，用无菌纱布取下原有输液接头，消毒更换接头导管接口外围及横切面，更换新的输液接头 3. 冲、封管应遵循 0.9％氯化钠溶液—药物注射—0.9％氯化钠溶液（肝素盐水）的顺序原则 4. 输液结束后，应用 20 mL 0.9％氯化钠溶液脉冲式冲洗导管，用肝素盐水正压封管，封管液量应超过导管加辅助装置容积的 2 倍	1. 封管时应先抽回血，如无回血应确认是堵塞还是脱出 2. 输液前应打开 CVC 导管夹、封管后应关闭 CVC 导管夹
整理用物	1. 协助患者卧于舒适位置，整理床单位，洗手 2. 向患者交代注意事项，根据情况进行健康教育	详细交代注意事项

（五）健康教育

1. CVC 导管多位于患者颈部周围，易受呼吸道感染的影响，局部加强观察，有红肿、化脓等不适及时告知医护人员，注意保持敷料完整，有松动、破损时及时更换。

2. 携导管可以淋浴，但应避免泡浴、游泳，淋浴时避免敷料下进水，如有进水，请及时更换。

3. 如置管侧手臂麻木、疼痛感等不适及时告知医护人员予对症处理。

4. 导管在不输液的情况下每周冲管一次，需输液者则输液前后需冲管，防止血液反流导致导管堵塞。

5. CVC 导管不需要输液时建议尽量拔除。

四、完全植入式静脉输液港使用及维护流程

（一）目的

保持中心静脉输液通路通畅，无感染等并发症的发生，达到安全输液的目的。

（二）要点知识

1. 适应证同 PICC。

2. 输液港穿刺应使用专用无损伤针，型号有 19G、20G、22G，针管直径分别为 1.1 mm、0.9 mm、0.7 mm。每个无损伤针连续输液可使用 7 天。

（三）注意事项

1. 必须使用无损伤针进行穿刺，必须使用 10 mL 及以上注射器，采用脉冲式冲洗法冲洗导管。

2. 冲洗及输液过程中加强巡视，密切观察患者有无胸闷、胸痛及局部肿胀等药物外渗的现象，如出现及时告知医师对症处理。

3. 换敷料时注意观察皮肤是否红肿热痛、有无分泌物、皮疹等感染、过敏症状。如出现感染症状需遵医嘱做细菌及真菌培养，并做好记录（图 3 - 10）。

日期	医院	维护者	皮肤情况		冲封管	敷料	无损伤针	接头	导管是否通畅	导管是否回血	备注(其他描述)
			正常	异常							

图 3 - 10　输液港维护记录表格

4. 消毒范围需大于敷料范围，透明敷料应该完全覆盖无损伤针，妥善固定无损伤针。

5. 冲洗时，遇阻力应停止操作，查找原因，勿强力冲管。

6. 注射前检查回血，如回血不畅或输液速度随体位变化而改变，应查找原因，针对原因进行对症处理。

（四）操作流程（表3-12）

表3-12　输液港使用及维护流程

项目	操作步骤	注意事项
用物准备	换药包（小药杯×2、棉球×8、弯盘×2、钳子×2、纱布×2）、无损伤针×1、0.9%氯化钠溶液×1、肝素钠稀释液×1、20 mL注射器×2、输液接头×1、无菌手套×1、10 cm×12 cm透明敷料×1、皮肤消毒剂、75%乙醇、胶布、无菌开口纱布、速干手消毒剂×1	所有用物需在有效期内
患者评估	1. 评估输液港局部皮肤情况；置管侧手臂及肩部、胸部有无疼痛、麻木等不适 2. 查看上次维护时间及使用情况、置管时间 3. 询问患者是否清洁穿刺处皮肤	
操作前准备	1. 操作者衣帽整齐，洗手、戴口罩 2. 选择清洁、光线充足的场所进行无菌操作	
消毒	1. 携用物至床旁，暴露输液港穿刺部位，检查穿刺部位，确认注射座的位置 2. 洗手，打开换药包，将注射器、无损伤针等物品放入无菌区 3. 倒消毒液 4. 右手先戴一只无菌手套，持无菌20 mL注射器，左手持0.9%氯化钠溶液，抽吸20 mL 0.9%氯化钠溶液 5. 左手再戴另一只无菌手套 6. 连接无损伤针，排气，夹闭延长管 7. 行皮肤消毒，先用75%乙醇棉球以输液港注射座为中心，由内向外，擦拭消毒3遍，消毒直径为10～12 cm 8. 再用皮肤消毒剂重复以上步骤 9. 自然待干	以输液港注射座为中心先用乙醇棉球再用皮肤消毒剂消毒，由内向外螺旋状消毒皮肤各3遍

续表

项目	操作步骤	注意事项
穿刺	1. 铺孔巾 2. 非主力手的拇指、示指和中指固定注射座，将输液港输液座稍提起，主力手持无损伤针，自三指中心垂直刺入，穿过隔膜，至达储液槽底部	针头必须垂直刺入，以免针尖刺入输液港侧壁
冲管	1. 穿刺后抽回血，确认针头是否在输液港内及导管是否在血管内 2. 插针后用 20 mL 0.9%氯化钠溶液脉冲—抽回血—冲管，移去接口处注射器 3. 连接输液接头 4. 如需静脉用药则接输液器，如无需输液用 3～5 mL 肝素盐水封管，夹管，固定延长管备用	1. 若抽不到回血，先注入 20 mL 0.9%氯化钠溶液后再回抽，使导管在血管中漂浮起来，防止导管末端贴于血管壁 2. 确保正压封管，先用 0.9%氯化钠溶液冲洗后用肝素盐水封管
固定	如需保留针头则在针翼下垫厚度适宜的开口纱布，确保针头平稳，撤孔巾，用透明敷料覆盖，固定好无损伤针，并注明维护日期、时间、维护者	1. 无菌敷料覆盖针头及港座外围皮肤 2. 支持无损针的针翼开口纱布不遮挡穿刺部位
拔针	1. 当无损伤针已使用 7 天或疗程结束后，需要拔除无损伤针 2. 准备用物（清洁手套，输液贴或止血贴一块，皮肤消毒剂，棉签） 3. 洗手、戴清洁手套 4. 撕除敷料、检查局部皮肤 5. 左手两指固定好输液港注射座，右手边正压封管边拔出针头，用方纱压迫止血 5 分钟，检查拔出的针头是否完整 6. 消毒拔针部位 7. 输液贴（或止血贴）覆盖穿刺点	为减少导管头部血液回流和导管堵塞，应缓慢撤出无损伤针。在注入最后 0.5 mL 液体时即开始退针，拔针
整理用物	洗手，清理用物，做好各种记录	记录应详细

（五）健康教育

1. 保持局部皮肤清洁干燥，观察输液港周围皮肤有无发红、肿胀、灼热感、疼痛等炎性反应。

2. 拔针后，要密切观察患者的呼吸、面色等，如有异常应及时联络医师或护士。

3. 如出院不能回院维护治疗时，请务必在当地找正规医院指定专业人员维持治疗。

4. 输液港带港期间建议不定期行胸部 X 线拍片，以确定导管体内走向及尖端位置。

5. 其他参考本章第一节"完全植入式静脉输液港置入的护理配合流程"。

五、静脉留置针使用及维护流程

（一）目的

保持静脉通路通畅，避免感染、导管堵塞等并发症的发生。

（二）要点知识

1. 静脉留置针的留置时间 《输液治疗护理实践指南与实施细则》规定：静脉留置针 72～96 小时应拔出，如疑有污染、出现并发症或结束治疗时应立即拔除；儿童留置的静脉留置针可留置到血管内治疗结束，除非有并发症发生（静脉炎或渗出）。

2. 静脉留置针的适应范围 2016 版美国 INS 出版的《输液治疗实践标准》中规定留置针可用于输液时间少于 6 天的治疗，且不得用于持续腐蚀性药物的治疗、胃肠外营养液、渗透压超过 900 mos m/L 的补液。

（三）注意事项

1. 使用静脉留置针时，必须严格执行无菌技术操作规程。

2. 每次输液前后，均应检查穿刺部位及静脉走向有无红肿，并询问患者有无疼痛与不适。如有异常情况，应及时拔除导管并作相应处理。对仍需输液者应更换肢体另行穿刺。

3. 对使用静脉留置针的肢体应妥善固定，尽量减少肢体的剧烈活动，避免被水沾湿。如需要洗脸或洗澡时可用塑料保鲜膜将局部包裹好。能下地活动的患者，静脉留置针避免保留于下肢，以免由于重力作用造成回血，堵塞导管。

4. 每次输液前先抽回血，再用0.9%氯化钠溶液冲洗导管。如无回血，冲洗有阻力时，应考虑留置针导管堵管，此时应拔出静脉留置针，切记不能用注射器强力推注，以免将凝固的血栓推进血管，造成栓塞。

5. 正确封管，保持管道通畅。

6. 婴幼儿、老年人、血管较脆或血管硬化的人群穿刺时注意观察，及时维护。

7. 留置在关节附近血管或优势手臂血管时注意是否影响患者活动。

（四）操作流程（表3－13）

表3－13　静脉留置针使用及维护流程

项目	操作步骤	注意事项
物品准备	注射卡，药物，速干手消毒剂，75%乙醇、皮肤消毒剂、笔、棉签、输液器、注射器、0.9%氯化钠溶液、稀释后的肝素钠、垫巾	所有物品均需在有效期内
患者评估	1. 留置针是否有回血 2. 穿刺点及沿静脉走向是否红肿等不适 3. 敷料是否潮湿、卷曲、松脱	1. 如怀疑存在血流相关性感染，在拔除导管后应对导管进行细菌培养 2. 发生抗肿瘤药物外渗时，在静脉留置针拔除前应从导管中抽出残留的药物
再次输液	1. 将液体挂在输液架上，排气备用 2. 常规消毒留置针上的输液接头，松开拇指夹，将抽有0.9%氯化钠溶液的注射器连接输液接头，先抽回血，再推注5～10 mL 0.9%氯化钠溶液，将注射器与输液接头分离 3. 将输液器与输液接头相连接，打开调节器调节滴速 4. 观察穿刺部位有无红肿，在完整敷料表面沿导管走向触摸有无触痛 5. 再次查对无误后，在输液卡上记录时间、滴速并签名	如遇阻力，为留置针堵塞，应停止注射，严禁强力推注

续表

项目	操作步骤	注意事项
封管	1. 当液体输完后进行封管，先将输液器与输液接头分离 2. 常规消毒输液接头。用注射器抽取 0.9％氯化钠溶液冲管，缓慢推注，余 0.5～1 mL 时边推边退出注射器，完成正压封管或用肝素液 3 mL 封管 3. 将留置针的拇指夹夹闭	肝素液浓度为 0～10 U/mL
整理用物	1. 协助患者卧于舒适位置，整理床单位，洗手 2. 向患者交代注意事项，根据情况进行健康教育	详细交代注意事项

（五）健康教育

1. 留置期间患者穿刺侧手臂可适度活动，避免激烈运动，用力过度。

2. 睡觉时，注意不要压迫穿刺的血管。

3. 穿脱衣服时，避免将留置针勾出或拔出。

4. 注意洗脸或洗澡时做好防水，万一穿刺部位渗入水，及时告知护士更换。

5. 告诉患者穿刺部位若出现红、肿、热、痛，应立即告知护士。

6. 告知患者外周留置针留置时间一般为 72～96 小时，有并发症及早拔除。

六、外周静脉-中线导管使用及维护流程

（一）目的

1. 更换敷料，保持伤口清洁无菌，预防伤口感染。

2. 更换接头，预防导管相关感染。

3. 冲洗导管，保证导管正压封管，保持导管通畅。

（二）要点知识

1. 外周静脉-中线导管的适应范围　2016 年美国 INS 出版的《输液治疗实践标准》中规定外周静脉-中线导管可用于抗菌药物、补液和外周静脉对其具有良好耐受的镇痛药，治疗时间为 1～4 周；不适宜应用于持续腐蚀性药物

治疗、胃肠外营养液、渗透压超过 900 moSm/L 的补液。

2. 敷料的更换、冲封管的要求、输液接头的更换、穿刺部位的监测参见本章第二节"经外周静脉穿刺中心静脉导管使用及维护流程"。固定参见本章第三节"经外周静脉穿刺中心静脉导管固定操作流程"。

（三）注意事项

1. 严格无菌操作。外周静脉-中线导管的维护应由经过专业培训的医护人员进行。

2. 不能用 10 mL 以下的注射器冲封管。如无特殊需要，无需抽回血，以免发生导管堵塞。

3. 导管可进行常规的微量泵输液或输液泵给药，但不应用于高压注射泵推注造影剂。

4. 敷料必须保持清洁干燥，使穿刺点及导管完全置于敷料的无菌保护下，不能将导管放在敷料外。禁止将胶带直接贴于导管上，避免撕裂导管。

5. 严禁将导管外露部分再次置入体内，避免细菌进入体内。

6. 导管、皮肤、敷料一定要三者合一，避免导管进出体内。

（四）操作流程（表 3－14）

表 3－14　外周静脉-中心导管使用及维护流程

项目	操作步骤	注意事项
物品准备	换药包（小药杯×2、棉球×8、弯盘×2、钳子×2、纱布×2、3 cm×3 cm 小纱布×1）、无菌手套×1、清洁手套×1、75%乙醇×1、皮肤消毒剂×1、10 cm×12 cm 透明敷料×1、10 mL 注射器×1、0.9%氯化钠溶液×1（或预冲式导管冲洗器×1）、无菌肝素帽或输液接头×1、胶布、软尺、无菌纱布、笔、速干手消毒剂×1	无菌物品需在有效期内
患者评估	1. 检查穿刺点局部有无发红、肿胀、渗出物等 2. 观察导管置入长度 3. 测量双侧臂围 4. 询问患者穿刺侧肩部、肢体、胸部有无肿胀、麻木等不适	臂围与置管时相比大于 2 cm 怀疑血栓的发生
操作前准备	1. 操作者衣帽整齐，洗手、戴口罩 2. 向患者做好解释，指导其头转向置管对侧	

续表 1

项目	操作步骤	注意事项
撕脱敷料	1. 患者手外展，与身体成 45°～90°，暴露穿刺部位情况 2. 戴清洁手套 3. 一只手稳住导管的连接器，另一只手以导管进口为中心，将敷料从四周向导管进口处剥离 4. 从穿刺点下方至上方撕下敷料 5. 脱清洁手套	1. 稳住导管，防导管脱出 2. 根据穿刺点情况戴手套，做好标准预防
维护前准备	1. 维护者洗手、戴口罩 2. 打开换药包，按无菌原则加入无菌肝素帽或输液接头、透明敷料、注射器 3. 右手戴无菌手套，右手持小药杯，左手分别倒入 75% 乙醇及皮肤消毒剂；左手持 10 mL 0.9% 氯化钠溶液，右手持 10 mL 注射器进行抽吸 4. 如果准备的是预冲式导管冲洗器，打开包装放旁边备用。无须抽 0.9% 氯化钠溶液	严格无菌操作
消毒	1. 左手戴无菌手套，在患者手臂下铺无菌巾 2. 用无菌纱布包裹连接器及输液接头，一只手持导管，一只手消毒 3. 以导管进口处为中心向外做旋转擦拭消毒，乙醇棉球避开穿刺点擦拭消毒 3 遍；再用皮肤消毒剂棉球擦拭消毒，范围包括穿刺点、皮肤、导管体外部分和连接器，待干	1. 消毒面积以穿刺点为中心，直径＞20 cm×20 cm。穿刺点消毒停留时间不少于 15 秒 2. 使用乙醇棉球前询问患者是否能够使用乙醇 3. 乙醇避免接触导管
更换输液接头	1. 用 0.9% 氯化钠溶液预冲新的输液接头，排尽空气备用 2. 用无菌纱布包裹将旧的输液接头取下，用乙醇小纱布对导管的螺纹口外围及横切口擦拭消毒 15 遍，连接输液接头 3. 用 10 mL 0.9% 氯化钠溶液注射器或预冲式导管冲洗器脉冲正压封管	冲封管时用 10 mL 以上的注射器

续表 2

项目	操作步骤	注意事项
粘贴透明敷料	1. 固定导管：皮肤完全干燥，使用无菌输液贴在导管连接器上"一字形"粘贴固定，使导管位置固定稳妥 2. 以导管入口处为中心，无菌透明敷料覆盖导管入口处的导管，敷料下缘不超过连接器，敷料平整 3. 再用第 2 条无菌输液贴在连接器下交叉固定导管 4. 第 3 条胶布横固定交叉处；再以胶布固定延长管 5. 在透明敷料上注明换药者姓名、换药日期和时间，导管体内长度和外露长度，臂围	1. 外露导管呈 S 或 U 状等，避免导管打折 2. 透明敷料呈无张力性粘贴
整理用物	1. 协助患者卧于舒适位置，整理床单位，洗手 2. 向患者交代注意事项，根据情况进行健康教育；完成相关记录	详细交代注意事项

（五）健康教育

1. 外周静脉-中线导管为医用硅胶导管，非常柔软，故置管的一侧手臂可从事一般的日常工作、家务劳动及部分体育锻炼，但需避免提过重的物品，不做引体向上、托举哑铃等持重锻炼。

2. 携导管可以淋浴，但应避免盆浴、泡浴。淋浴前用塑料保鲜膜在置管处缠绕 2～3 圈，上下边缘用胶布贴紧，淋浴后检查敷料下有无进水，如有，请及时更换。

3. 置管一侧手臂避免测血压及静脉穿刺。

4. 如出现穿刺点红肿、化脓，置管侧手臂麻木、疼痛感等不适应及时告知医护人员予对症处理。

5. 应经常观察中长导管输液速度，如发现流速减慢应及时查明原因并妥善处理。导管在不输液的情况下每周维护冲管一次，防止血液反流导致导管堵塞。

6. 嘱咐儿童患者不要玩弄导管的体外部分，以免损伤导管或把导管拉出体外。

七、辅助器具的维护技巧

血管通道工具的附加装置包括肝素帽、无针输液接头、冲洗器等，上述辅助器的应用过程中，操作的规范性与血管通道使用安全性密切相关，如研究表明导管的接头是发生导管相关感染的危险因素之一，连接装置的不到位可导致 0.4% 的污染机会。所以规范使用维护辅助器具对血管通道工具的临床应用起到有利的保障作用。

肝素帽的更换

（一）操作流程（表 3－15）

表 3－15　肝素帽的更换流程

步骤	图示	详细操作
步骤一	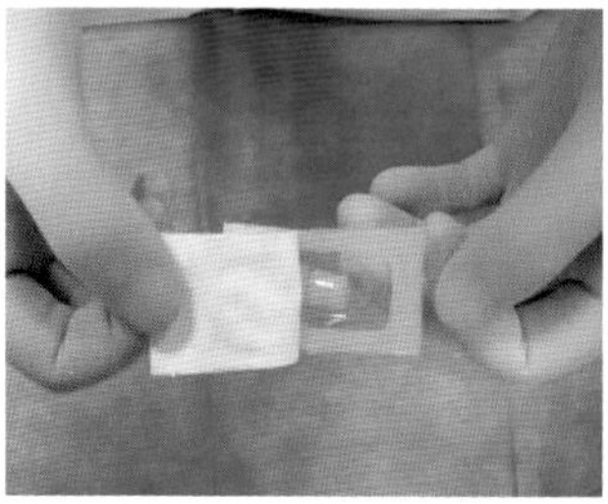	用无菌方法取出新肝素帽
步骤二	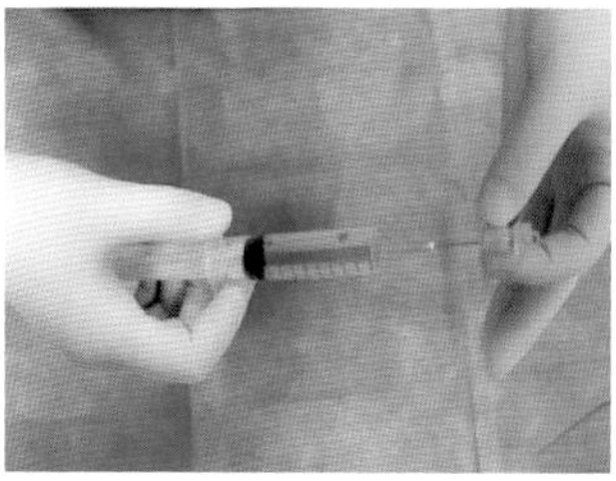	注射器针头插入肝素帽内，用 0.9% 氯化钠溶液预冲，排尽肝素帽内空气
步骤三	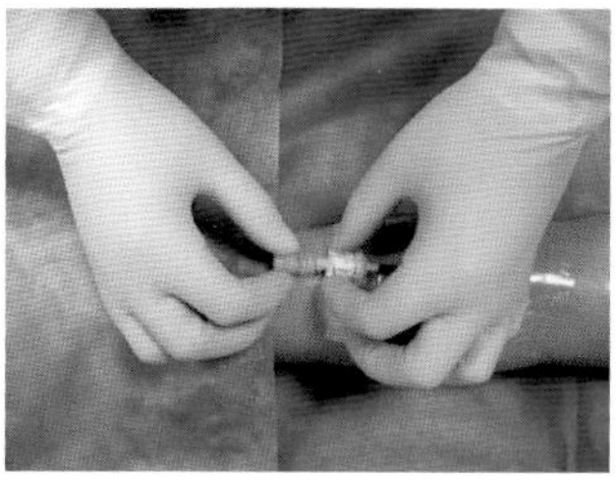	将肝素帽与消毒后的导管螺口连接

续表

步骤	图示	详细操作
步骤四	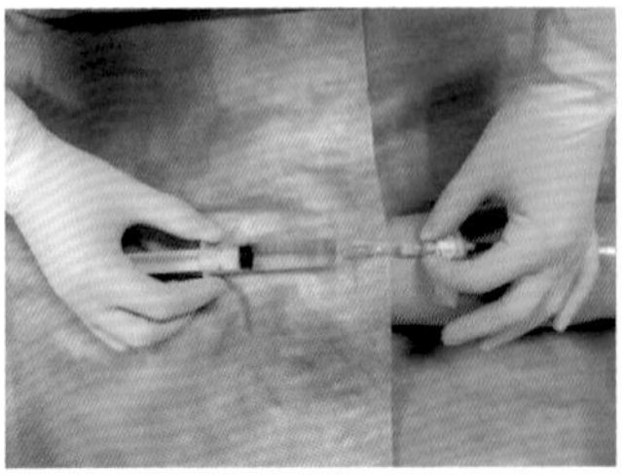	脉冲正压封管,边推0.9%氯化钠溶液边退针头,分离注射器与肝素帽

（二）注意事项

1. 肝素帽本身不含肝素,其主要作用是封闭各种留置导管的接口,提供输液通道和注射口,主要结构包括缩紧座和胶片。

2. 肝素帽需有针连接,在连接过程中易造成针刺伤,引起血源性感染。同时针尖反复穿刺橡胶塞,易将橡胶微粒带入血液循环,造成血源性感染、静脉炎及血栓的发生,因此从2011年INS出版的《静脉治疗实践标准》已不推荐使用。

3. 肝素帽7天更换1次,如有开裂、回血、污染须及时更换。

4. 将注射器与肝素帽分离时,注射器处于推水状态,保证导管与肝素帽内充满封管液。

正压接头的使用

（一）操作流程（表3-16）

表3-16 正压接头的使用流程

步骤	图示	详细操作
步骤一	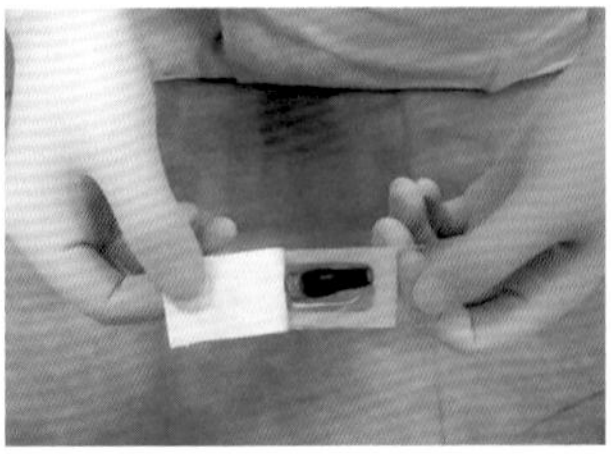	用无菌方法取出新正压接头

续表

步骤	图示	详细操作
步骤二	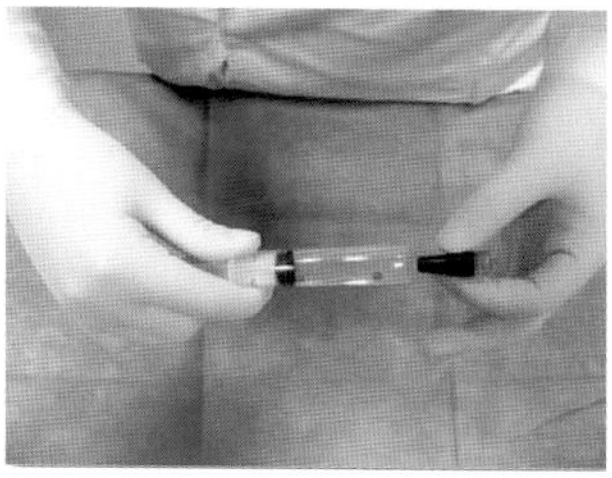	注射器乳头插入接头表面螺旋接紧，用0.9%氯化钠溶液预冲正压接头，排尽空气
步骤三	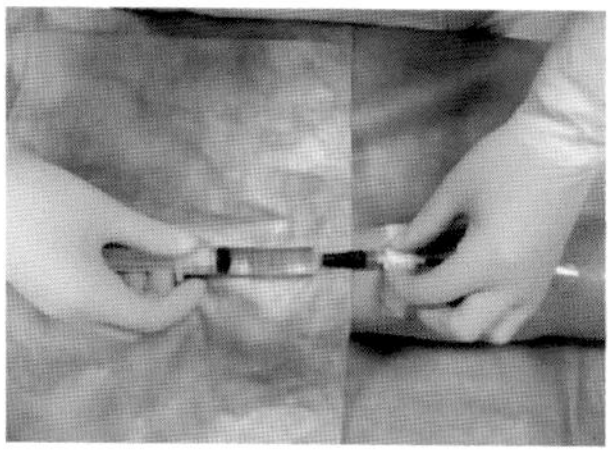	将接头与消毒后的导管螺口连接
步骤四	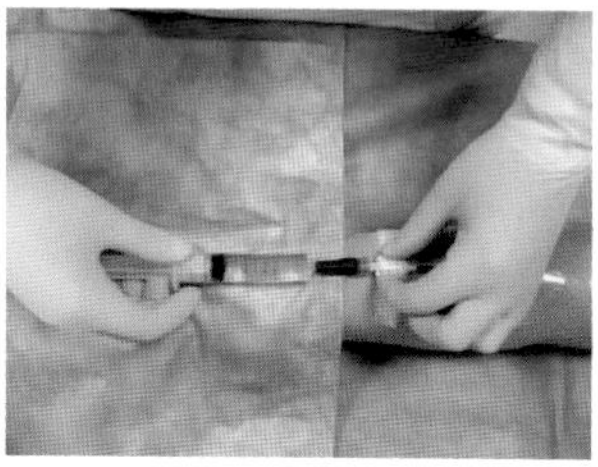	脉冲正压封管，螺旋分离注射器与接头

（二）注意事项

1. 无针正压接头及配套装置主要由输液接头主体、弹性组件、隔膜、端帽组成，为螺口接头。临床上使用较多的正压接头有 2 种：直形和 T 形无针正压接头。

2. 正压接头无须使用针头连接，避免用针头反复穿刺，从而避免了针刺伤，可有效防止血源性疾病的感染，保护医护人员的安全。

3. 正压设计，当输液管或注射器乳头与接头分离时，接头可产生正压，将接头内液体推向导管尖端，防止回血，防止导管堵塞。

4. 缺点是接头内部结构无可视性，不利于观察。机械阀结构导致接头内有无效腔，易残留血液及药液，成为细菌良好的培养基，且活塞周边的缝隙无法消毒干净，细菌容易在此定植，所以更换时须用力擦拭消毒接头表面。

5. 正压接头 7 天更换 1 次，如有开裂、回血、污染须及时更换。

分隔膜接头的使用

（一）操作流程（表 3 - 17）

表 3 - 17　分隔膜接头的使用流程

步骤	图示	详细操作
步骤一	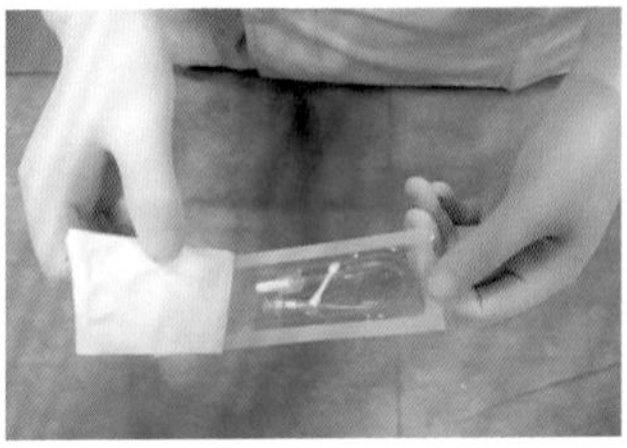	用无菌方法取出新分隔膜接头
步骤二	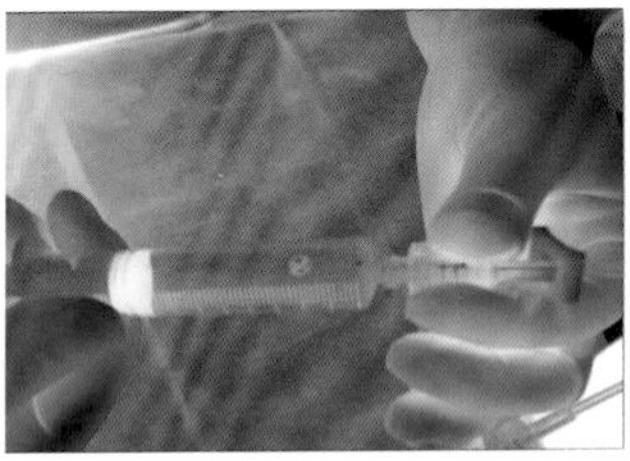	用"直入"法将注射器乳头与接头表面螺旋接紧
步骤三	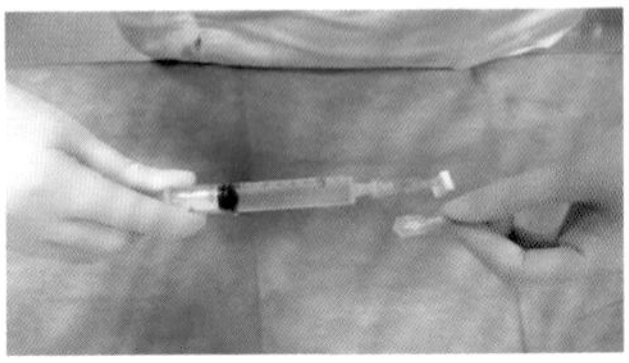	用 0.9% 氯化钠溶液预冲，排尽接头处空气
步骤四	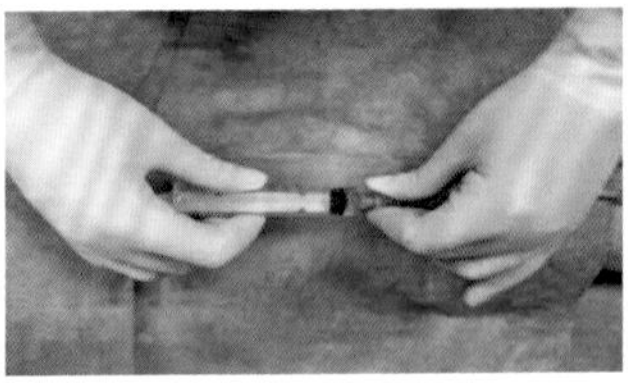	脉冲正压封管，用"直出"法螺旋分离注射器与接头

（二）注意事项

1. 分隔膜接头表面为光滑的曲面设计，可快速彻底清洁消毒；没有边缘缝隙，细菌不易定植；通透的可视性便于观察和评估流速，降低感染率。

2. 无针连接，避免针刺伤，保护医护人员的安全。

3. 分隔膜接头无正压，应注意封管手法。可利用延长装置上的夹子，脱开前夹紧延长装置上的夹子，以最大限度地减少血液回流到血管通道导管内。

4. 分隔膜接头 7 天更换 1 次，如有开裂、回血、污染须及时更换。

预冲式导管冲洗器的使用

（一）操作流程（表 3 - 18）

表 3 - 18　预冲式导管冲洗器的使用流程

步骤	图示	详细操作
步骤一		撕开外包装袋取出预冲式导管
步骤二		向上推动芯杆（不要拧开白色锥帽）冲洗器听到"咔哒"声后即停止，安全卡环启动
步骤三		拧开预充式冲洗器上的锥帽垂直手持冲洗器排气
步骤四		冲洗器与输液接头螺口连接，脉冲正压封管螺旋分离注射器与接头

（二）注意事项

1. 预冲式导管冲洗器内含生理盐水，无针连接，无须自行配置。降低手工配置的污染率，提高医务人员的安全性及工作效率。

2. 预冲式导管冲洗器有 3 种规格，均为 10 mL 注射器内径，盐水容量分别为 3 mL、5 mL、10 mL。应根据需要选择合适的容量。

3. 预冲式导管冲洗器不含肝素，应注意封管手法，防止堵管。

4. 预冲式导管冲洗器为清洁包装，不能放入无菌区；为一次性使用产品，用过的冲洗器按照医疗垃圾进行处理。

导管固定装置（思乐扣）的使用

（一）操作流程（表 3-19）

表 3-19 导管固定装置（思乐扣）的使用流程

步骤	图示	详细操作
步骤一		PICC 导管及针眼处周围皮肤进行常规消毒，待干后用无菌方法取出思乐扣包装内皮肤保护剂，将皮肤保护剂单层涂抹在固定部位，待干
步骤二		用无菌方法取出固定器，将固定器箭头方向指向穿刺点，托住思乐扣和导管锥形部位固定，锁紧固定翼锁扣

续表

步骤	图示	详细操作
步骤三	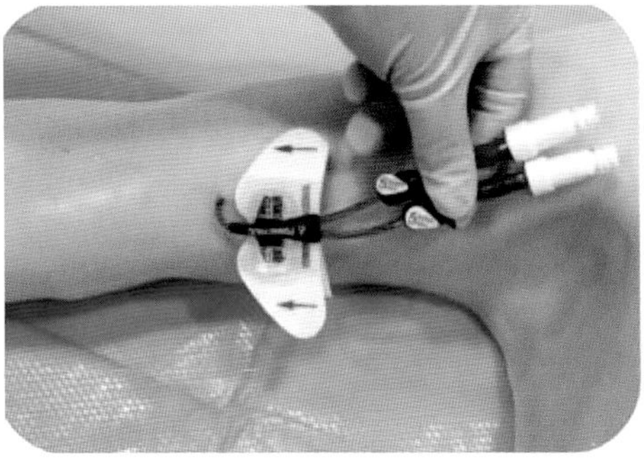	将导管摆放到合适的位置
步骤四	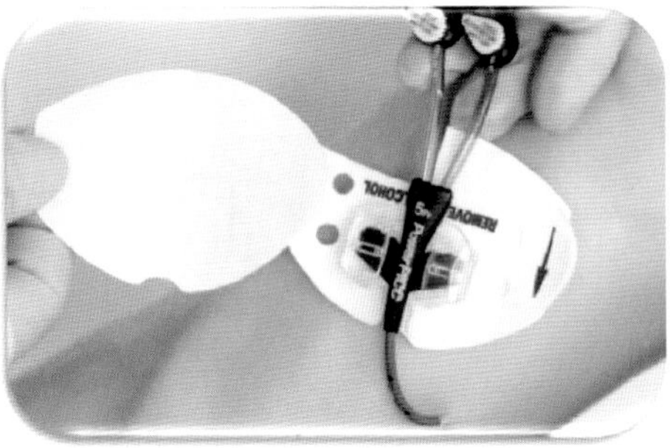	依次撕下思乐扣固定装置上的衬纸，将固定装置贴在皮肤上，用透明敷料覆盖

（二）注意事项

1. 思乐扣固定装置包装内含固定器一个和皮肤保护剂一块，均为无菌一次性产品。

2. 思乐扣可用于固定所有连接于体内的导管，降低了缝针固定导管造成的感染及导管固定不牢固导致脱出的概率，减少了因活动导致的导管进出体内引起的机械性静脉炎及血栓的发生。

3. 皮肤保护剂应单层涂抹固定部位，不能反复涂擦。

4. 固定装置应与透明敷料同时更换。固定装置撕脱困难时可用乙醇浸湿后脱开。

第三节 固定操作流程

一、经外周静脉穿刺中心静脉导管固定操作流程

（一）目的

正确固定静脉导管，可有效地防止导管松脱、移位等并发症的发生，并且不影响对穿刺部位的评估和监测、血液循环和药物治疗，从而能使导管安全应用并达到预定的使用期限。

（二）要点知识

1. 经外周静脉穿刺中心静脉导管（PICC）的固定须经过培训的医护人员实施，严格执行规范的操作。

2. PICC固定位置的选取：位于肘下的导管，将导管外露部分朝肘下放置呈S形或C形等形状；位于肘上的导管，将导管外露部分末端避开肘部，选取合适的位置放置呈S形或C形等形状，避免导管形成直角或锐角，避免导管打折。

3. 掌握正确的移除及黏贴透明敷料的方法，贴敷料前皮肤消毒剂需充分干燥，使用皮肤保护剂等方法预防医用粘胶相关的皮肤损伤（MARSI）。

4. 选用透气性好的贴膜。过敏体质者使用无致敏性的贴膜和胶布或使用纱布。目前，各种类型的新型敷料如水胶体敷料、软聚硅酮保湿敷料、水凝胶敷料外贴，也被用于预防与治疗皮肤过敏反应。

5. 透明敷料需保持无菌，松动或潮湿、污染及时更换，避免穿刺部位感染。

6. 有固定翼的导管可使用思乐扣固定，防导管移动。

（三）注意事项

1. 导管体外部分不能露在贴膜外也不能贴胶布，避免撕裂或损伤导管。

2. 贴透明贴膜（10 cm×12 cm）时要做到无张力粘贴和有效塑形，导管、皮肤、贴膜三者合一，减少导管反复进出体内的概率。

3. 注意观察导管体外长度的变化，一旦导管部分脱出禁止将体外导管再移入体内。

4. 连接器柄或圆盘部分及导管接头下长时间局部皮肤受压易出现局部压疮，有文献报道将修剪成 Y 形 3M 加固胶带尾端粘贴在与连接器或圆盘相连导管的贴膜上，分叉前端在连接器柄或圆盘下交叉固定，垫在连接器柄或圆盘及导管接头下方，可减少对皮肤的压伤并加强固定效果。

（四）三向瓣膜式 PICC 固定操作流程（表 3-20）

表 3-20　三向瓣膜式 PICC 固定操作流程

步骤	操作流程	图示	详细操作
步骤一	消毒待干	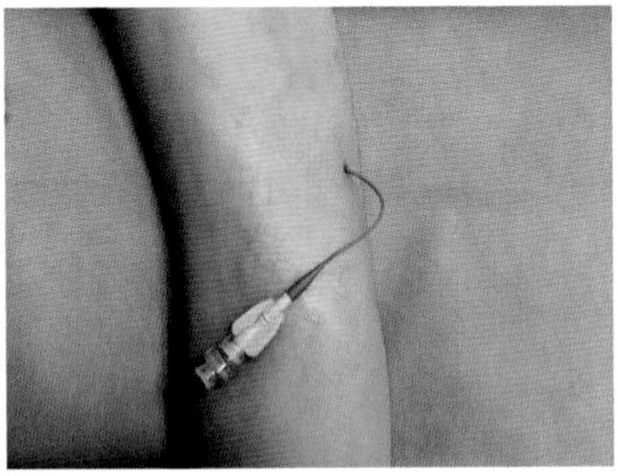	按照操作规范擦拭消毒穿刺点及周围皮肤 20 cm × 20 cm 的范围、PICC 外露部分及连接器，待干
步骤二	使用皮肤保护剂	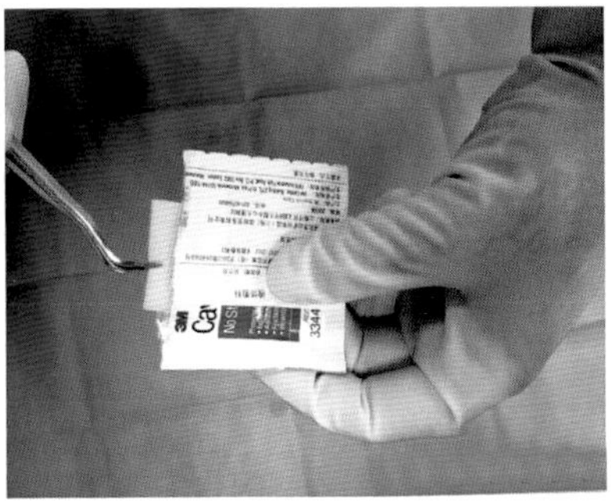	1. 检查皮肤保护剂外包装上的有效期，戴无菌手套或使用无菌镊子，用无菌操作方法取出皮肤保护剂棉片
		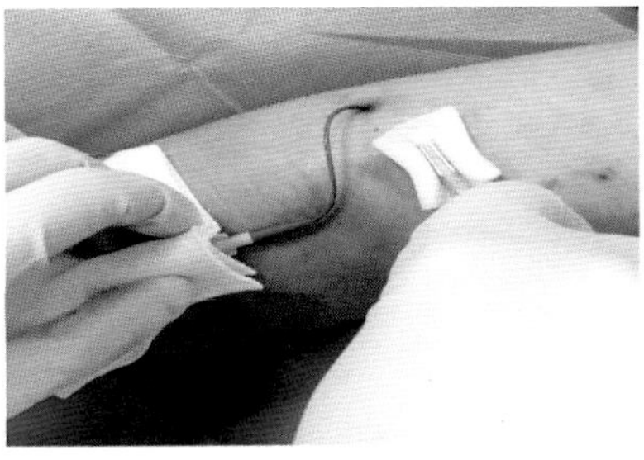	2. 在无菌操作下将皮肤保护剂自穿刺点向四周均匀涂抹一遍，面积为敷料粘贴部位，勿来回擦拭

续表1

步骤	操作流程	图示	详细操作
步骤三	导管摆位	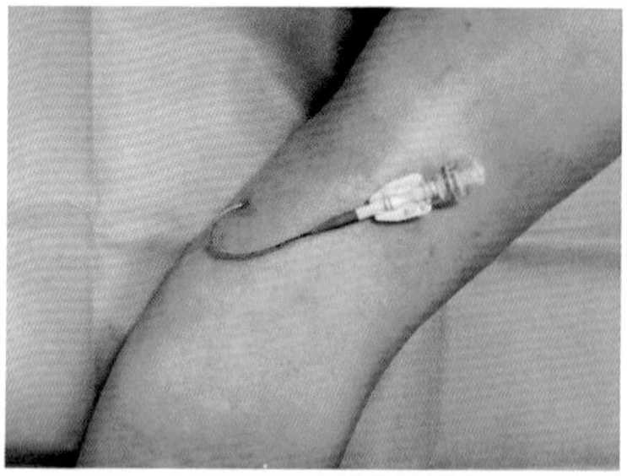	干燥后将导管摆放到合适的位置，以不影响关节活动及导管无扭结为宜，用透明敷料覆盖固定
步骤四	粘贴透明敷料	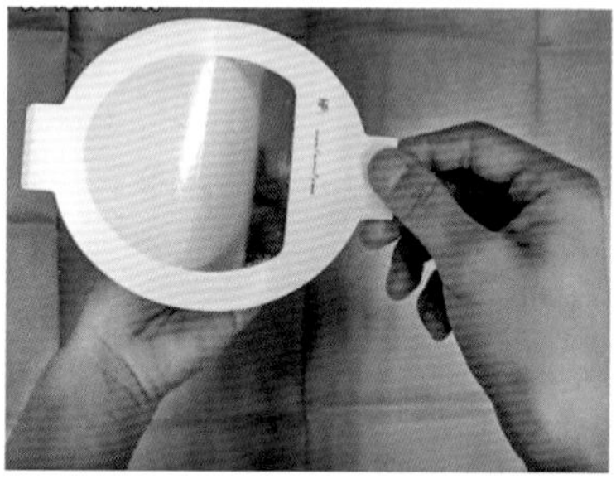	1. 取出透明敷料：检查透明敷料的有效日期。打开外包装，取出无菌敷料，揭掉敷料衬底，使其黏性表面朝下
		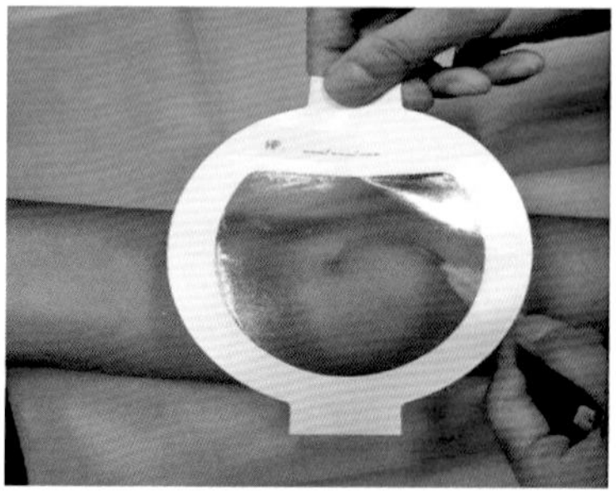	2. 单手持膜，将敷料中心正对穿刺点，无张力自然垂放
		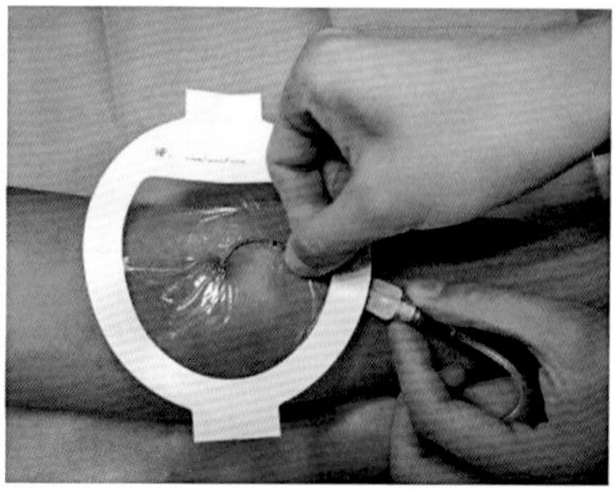	3. 塑形：一只手将导管连接器稍提起，一只手粘贴穿刺点，然后用大拇指及示指指腹捏牢导管及连接器周边，将导管稳妥固定

续表 2

步骤	操作流程	图示	详细操作
步骤四	粘贴透明敷料		4. 排气：自内向外抚压整片敷料，排尽敷料下空气，使敷料粘贴在皮肤上
			5. 边去除边框边按压
步骤五	连接器部分的固定		1. 取一块 5 cm × 2.5 cm 的 3M 加固胶带，前端中间剪开到 3.5 cm 处，尾端相连，呈 Y 形
			2. 将修剪的 3M 加固胶带尾端粘贴在导管连接器的蓝色部分的敷料上，前端在导管连接器柄下交叉固定，垫在连接器柄及导管接头下方，以减少其对皮肤的压迫

续表3

步骤	操作流程	图示	详细操作
步骤五	连接器部分的固定	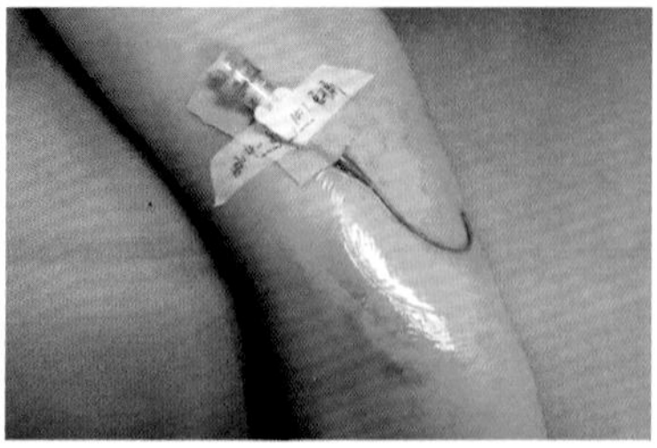	3. 将签上换药者姓名日期、时间、导管置入及外露长度的胶布横贴在导管连接器上
步骤六	清理用物,做好各种记录及宣教	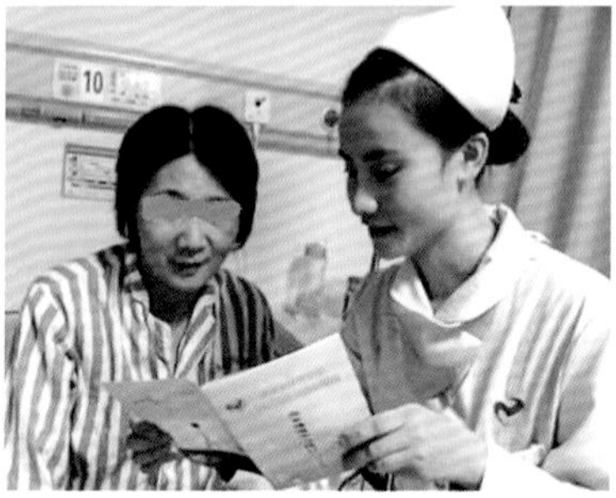	

(五) 前端开口式 PICC 固定操作流程 (表 3-21)

表 3-21　前端开口式 PICC 固定操作流程

步骤	操作流程	图示	详细操作
步骤一	消毒待干	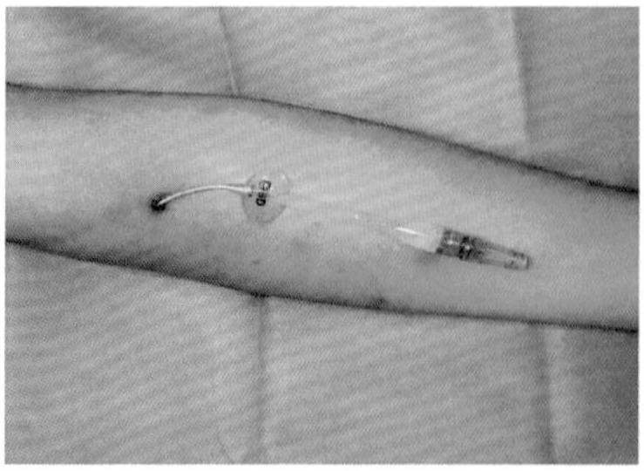	按照操作规范擦拭消毒穿刺点及周围皮肤 20 cm × 20 cm 的范围、PICC 外露部分及连接器,待干
步骤二	使用皮肤保护剂	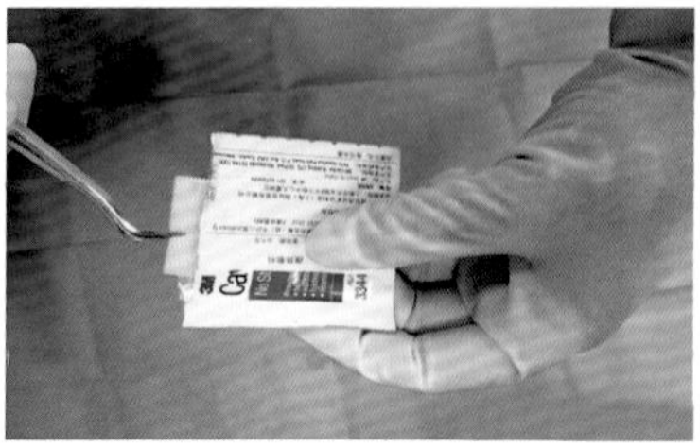	1. 检查皮肤保护剂外包装上的有效期,戴无菌手套或使用无菌镊子,用无菌操作方法取出皮肤保护剂棉片

续表 1

步骤	操作流程	图示	详细操作
步骤二	使用皮肤保护剂	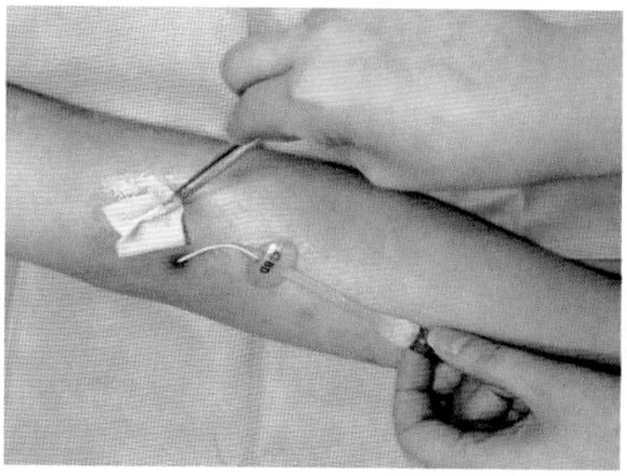	2. 在无菌操作下将皮肤保护剂自穿刺点向四周均匀涂抹一遍，面积为敷料粘贴部位，勿来回擦拭
步骤三	导管摆位	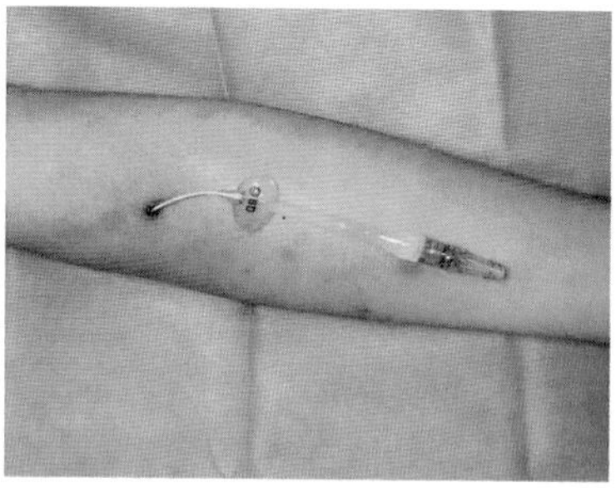	干燥后将导管摆放到合适的位置，以不影响关节活动及导管无扭结为宜，用透明敷料覆盖固定
步骤四	粘贴透明敷料	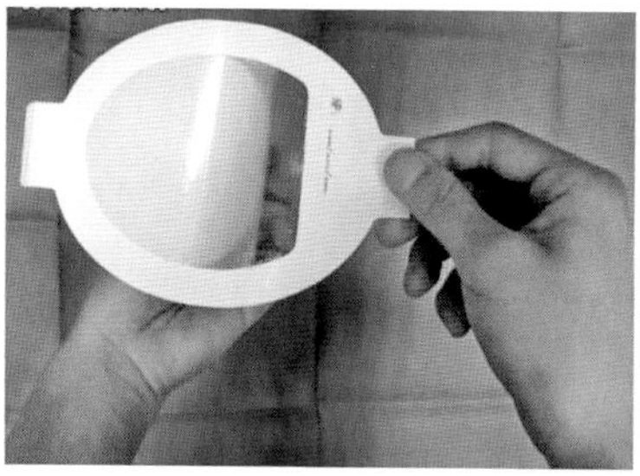	1. 取出透明敷料：打开外包装，取出无菌敷料，揭掉敷料衬底，使其黏性表面朝下
		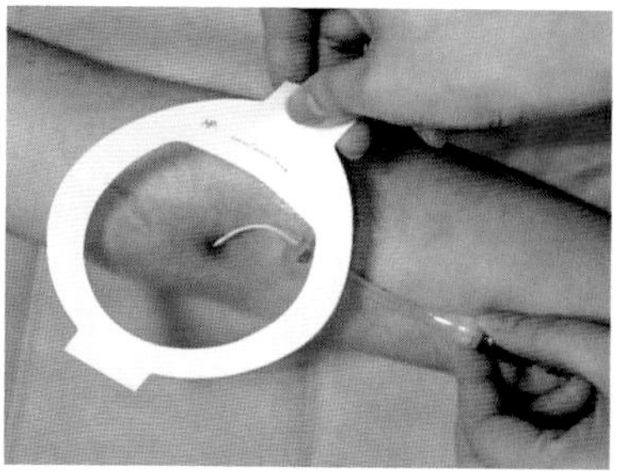	2. 单手持膜，将敷料中心正对穿刺点，敷料的边缘盖住圆盘边缘，无张力自然垂放

续表 2

步骤	操作流程	图示	详细操作
步骤四	粘贴透明敷料	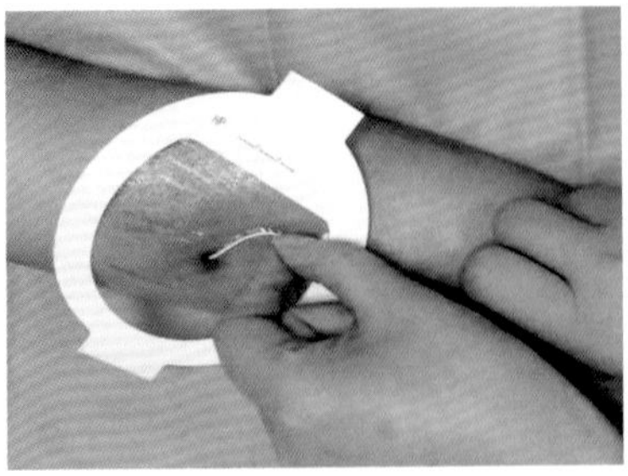	3. 塑形：一只手将导管延长管部分稍提起，一只手粘贴穿刺点，然后用大拇指及示指指腹捏牢导管及连接器周边，将导管稳妥固定
		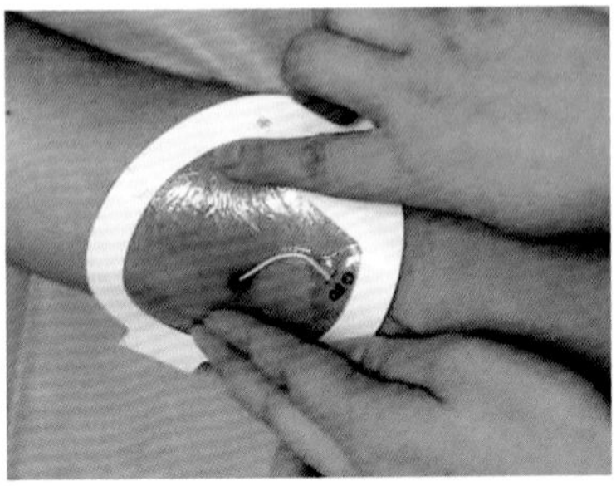	4. 排气：自内向外抚压整片敷料，排尽敷料下空气，使敷料粘贴在皮肤上
		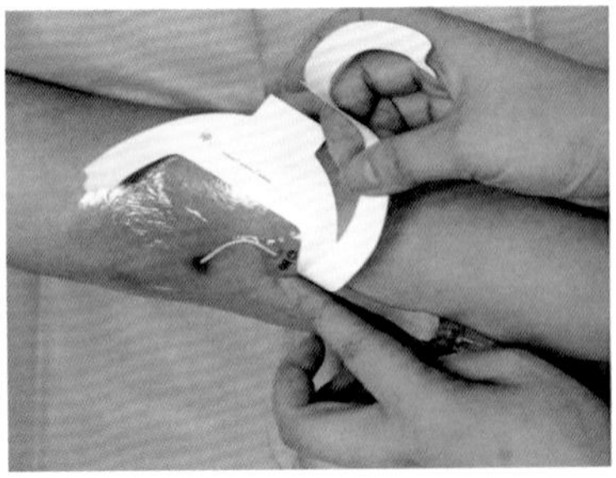	5. 边去除边框边按压
步骤五	导管延长部分的固定	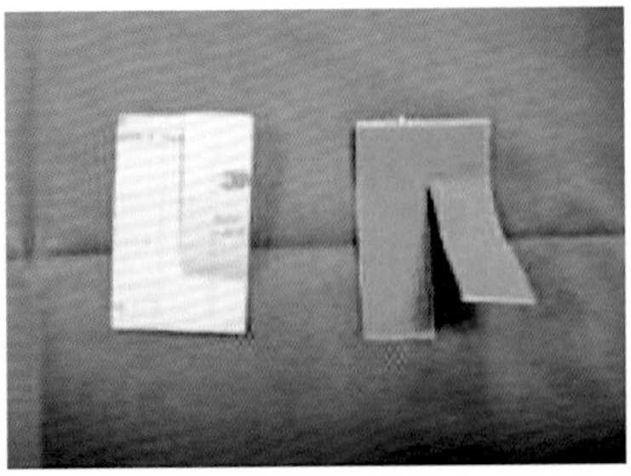	1. 取一块 5 cm × 2.5 cm 的 3M 加固胶带，前端中间剪开到 3.5 cm 处，尾端相连，呈 Y 形

续表 3

步骤	操作流程	图示	详细操作
步骤五	导管延长部分的固定	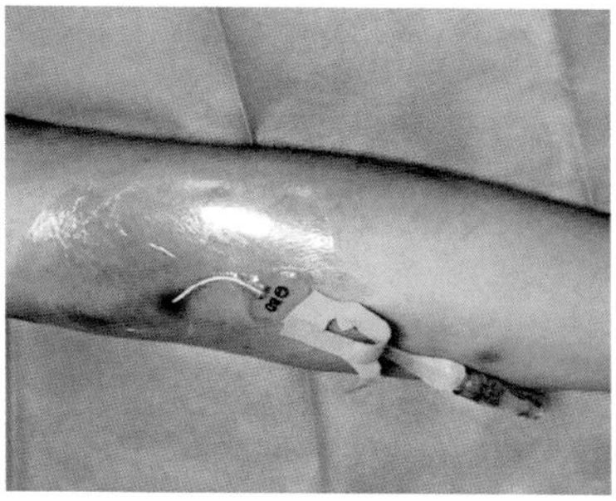	2. 将修剪的 3M 加固胶带尾端粘贴在导管延长管部分的敷料上，前端在导管延长管下交叉固定，垫在延长管下方，以减少其对皮肤的压迫
		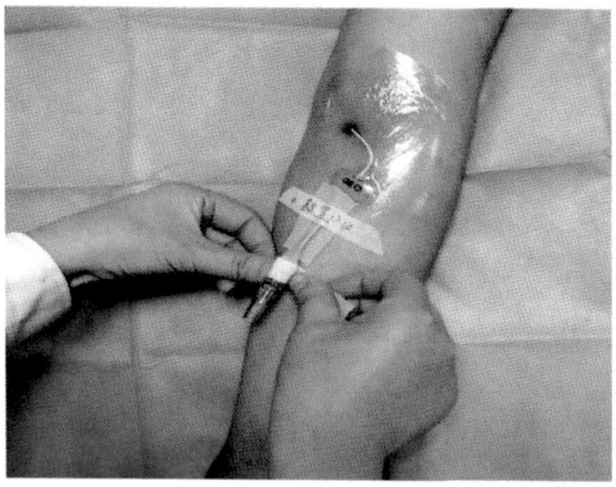	3. 取一条 1 cm × 10 cm 的长胶布，使用高举平台法将导管延长管的尾端加固
		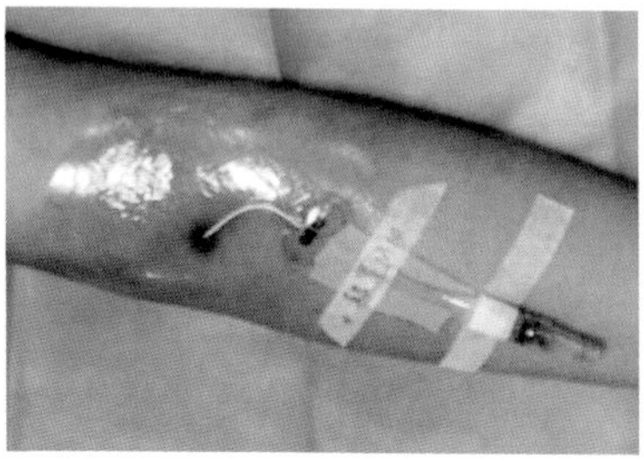	4. 将签上换药者姓名、日期、时间、导管置入及外露长度的胶布横贴在导管敷料的边缘上，以加强固定效果
步骤六	清理用物，做好各种记录及宣教	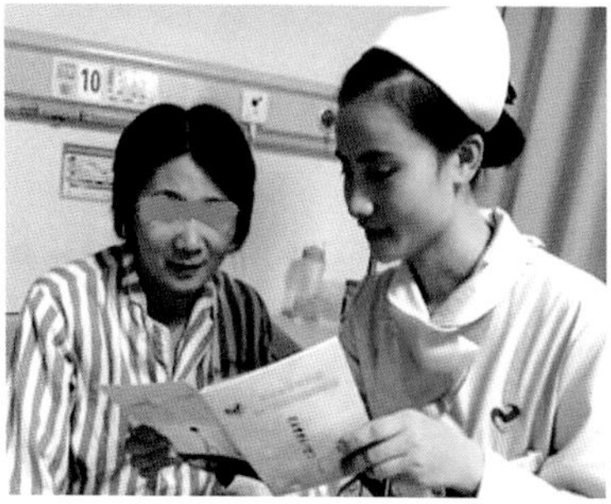	

（六）耐高压型 PICC 固定操作流程（表 3 - 22）

表 3 - 22 耐高压型 PICC 固定操作流程

步骤	操作流程	图示	详细操作
步骤一	消毒待干	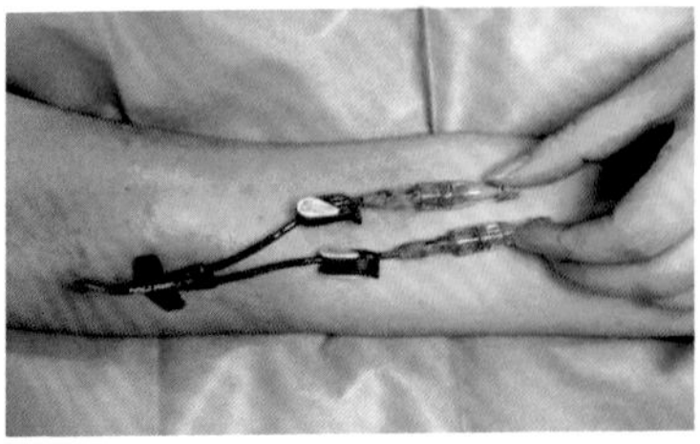	1. 按照操作规范擦拭消毒穿刺点及周围皮肤 20 cm×20 cm 的范围，消毒 PICC 导管外露部分，待干
步骤二	思乐扣的使用	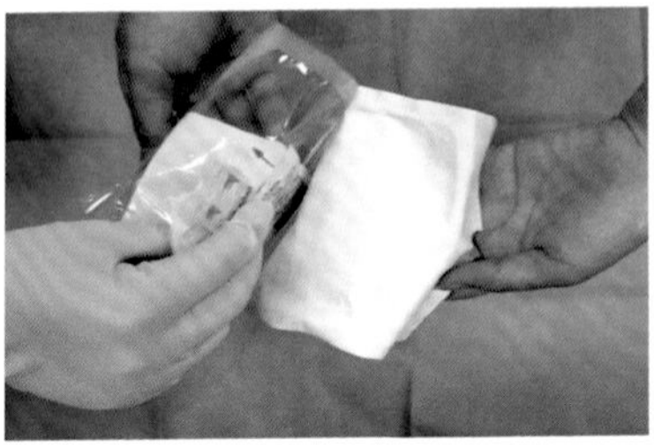	1. 检查思乐扣固定装置的有效日期，戴无菌手套用无菌方法取出思乐扣包装内的皮肤保护剂及思乐扣
		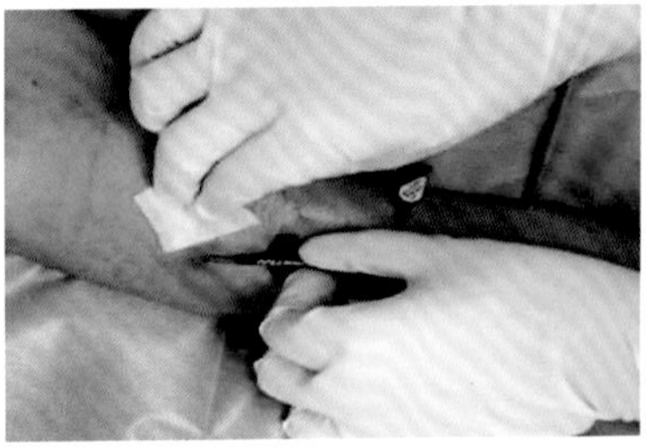	2. 打开皮肤保护剂，将皮肤保护剂自穿刺点向四周均匀涂抹一遍，面积为敷料粘贴部位，勿来回擦拭
		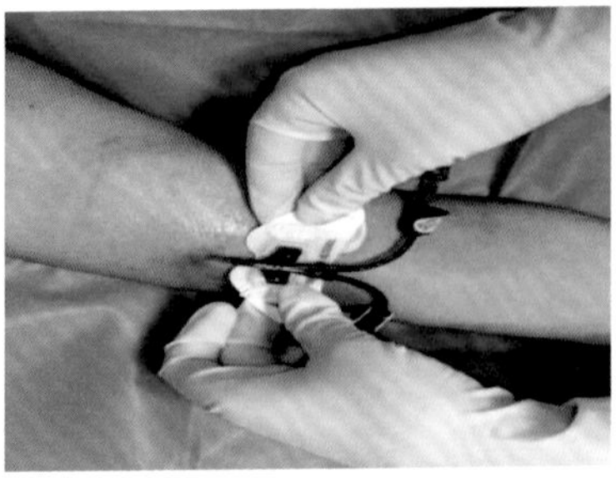	3. 将固定器箭头方向指向穿刺点，托住思乐扣和导管延长部位，固定、锁紧固定翼锁扣

续表 1

步骤	操作流程	图示	详细操作
步骤二	思乐扣的使用	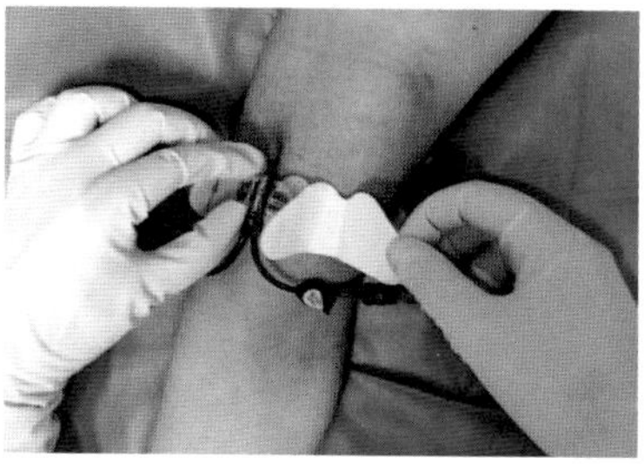	4. 将导管摆放在合适位置，依次撕下思乐扣固定装置下的衬纸
		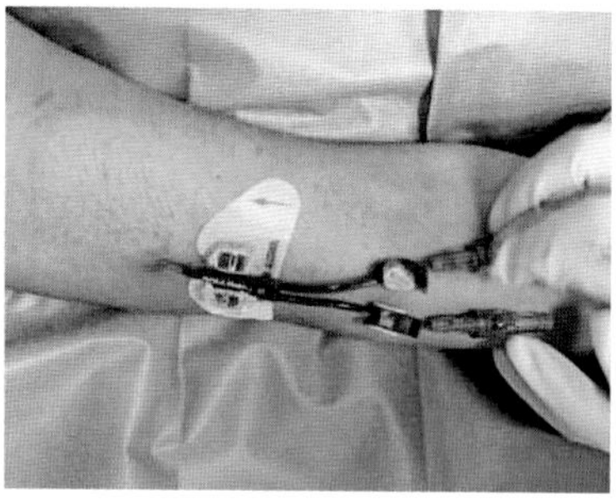	5. 将固定装置粘贴在皮肤上
步骤三	粘贴透明敷料	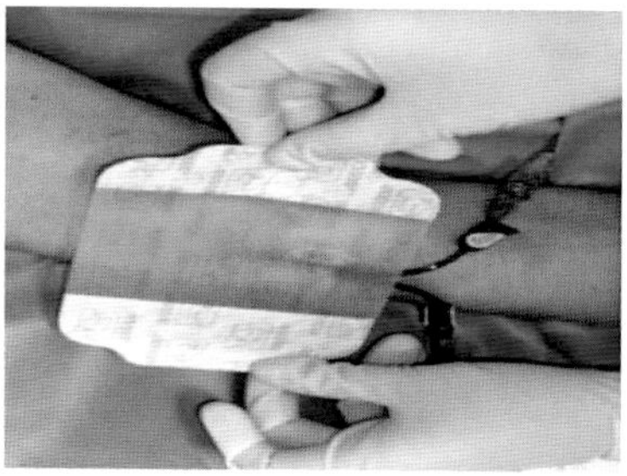	1. 取出透明敷料，粘贴面朝下，去除透明敷料的底衬
		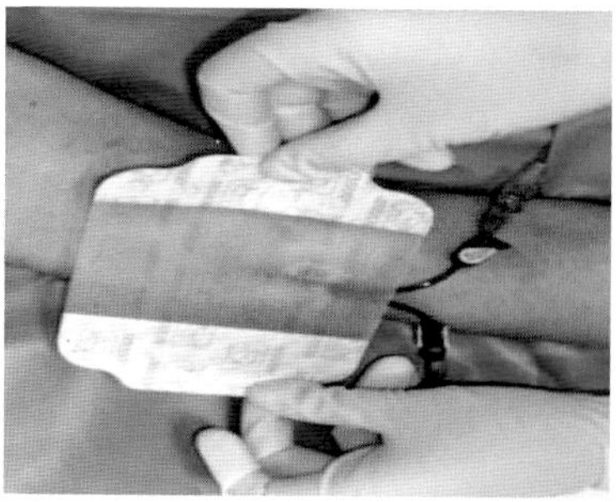	2. 自然垂放：将敷料的中心正对穿刺点，边缘盖住思乐扣的外缘

续表 2

步骤	操作流程	图示	详细操作
步骤三	粘贴透明敷料		3. 排气：自内向外抚压整片敷料，排尽敷料下空气，使敷料平整地粘贴在皮肤上
			4. 边去除边框边按压
			5. 去除敷料上的衬纸
步骤四	延长管部分的固定		1. 将思乐扣内的白色长胶带紧挨延长管上敷料边缘粘贴，封闭固定器边缘

续表 3

步骤	操作流程	图示	详细操作
步骤四	延长管部分的固定	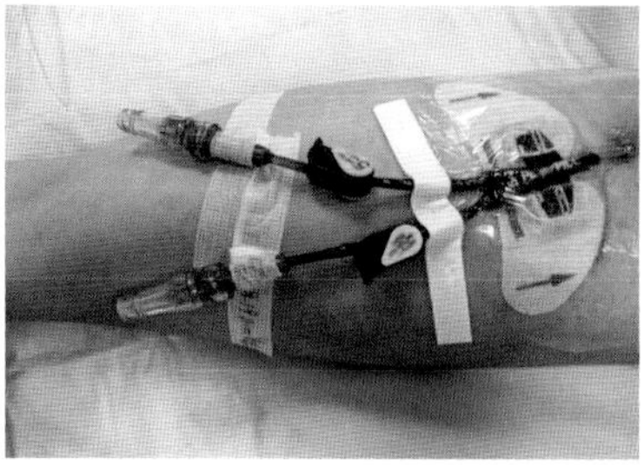	2. 将导管延长部分向下或向上反折固定妥当
		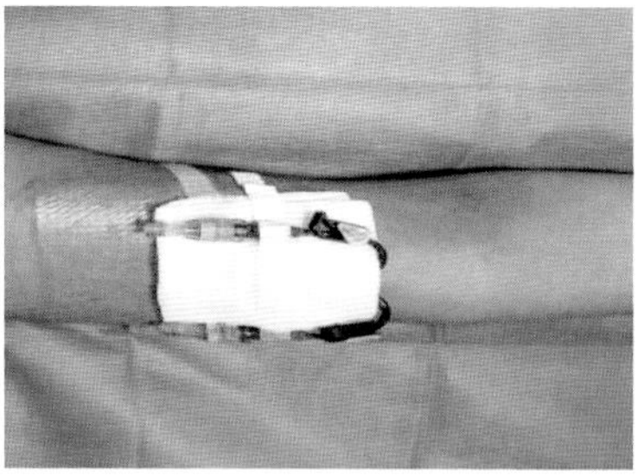	3. 导管延长部分向上反折固定时，在延长管下垫一块 8 cm×8 cm 纱布防压伤。将签上换药者姓名、日期、时间、导管置入及外露长度的胶布横贴在导管敷料的边缘上
步骤五	清理用物，做好各种记录及宣教	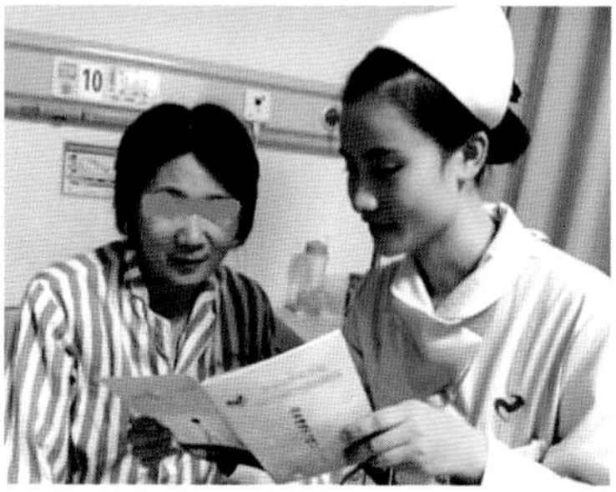	

二、中心静脉导管固定操作流程

（一）目的

参见"经外周静脉穿刺中心静脉导管固定操作流程"。

（二）要点知识

1. 中心静脉导管（CVC）的固定须经过专门培训的医护人员实验，严格执行规范的操作。

2. CVC 因选择的穿刺路径如颈外静脉、颈内静脉、锁骨下静脉、股静脉位置特殊性，导管易移动，置管医师一般会用蝶形翼皮下缝合防止移位，使敷料不易固定，需加强检查，敷料松动及时更换。

3. 必要时可使用思乐扣辅助固定延长管。

4. 其他可参见"经外周静脉穿刺中心以静脉导管固定操作流程"。

（三）注意事项

1. 妥善固定导管，禁止将胶带直接贴在导管上；注意观察导管体外长度的变化，一旦导管部分脱出禁止将体外导管再移入体内。

2. 贴透明贴膜（10 cm×12 cm）时要做到无张力粘贴和有效塑形，导管、皮肤、贴膜三者合一，减少导管反复进出体内的概率。

3. "高举平台法"固定延长管，增加固定的牢固性并减少其对皮肤的压伤。建议使用如 3M HP 透明敷料 9546 一样有开叉部分的透明敷料，可将开叉部分在锥形部分下方闭合粘贴在皮肤上，以减少其对皮肤的压迫。

（四）操作流程（表 3‑23）

表 3‑23　CVC 固定操作流程

步骤	操作流程	图示	详细操作
步骤一	消毒待干		按照操作规范擦拭消毒穿刺点及周围皮肤 20 cm×20 cm 的范围、CVC 外露部分及连接器，待干。取出 HP 透明敷料 9546，揭开包装，撕除敷料背面离型纸
步骤二	导管摆位，无张力持膜		粘贴前，消毒剂完全待干，建议使用皮肤保护剂，在穿刺点四周均匀涂抹一遍待干，面积为敷料粘贴部位，勿来回擦拭

续表 1

步骤	操作流程	图示	详细操作
步骤三	粘贴透明敷料	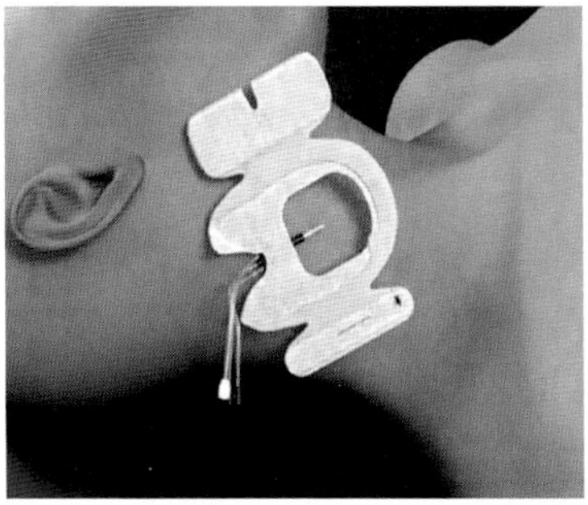	1. 敷料透明部分的中央对准导管穿刺点，将导管尾端拉起，开叉部分在导管下方闭合
		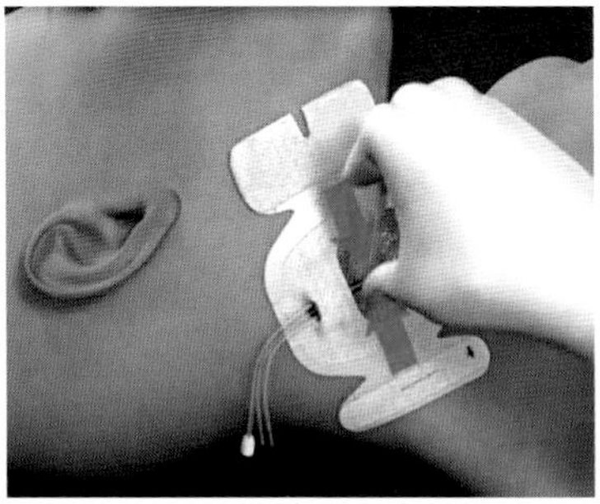	2. 捏导管突起部位使之与敷料完全贴合
		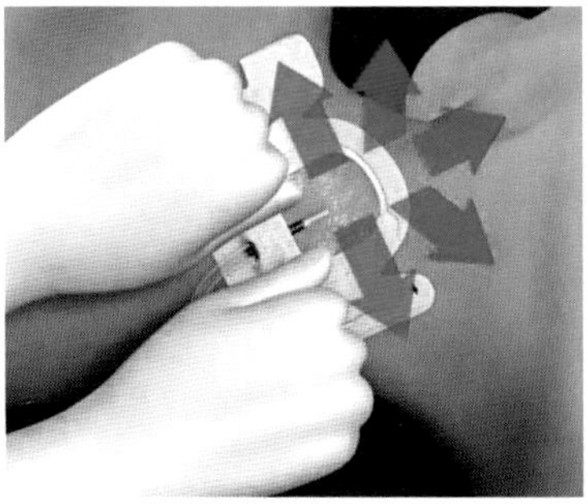	3. 自中央向四周抚平整片敷料并按压，使之与皮肤完全贴合
		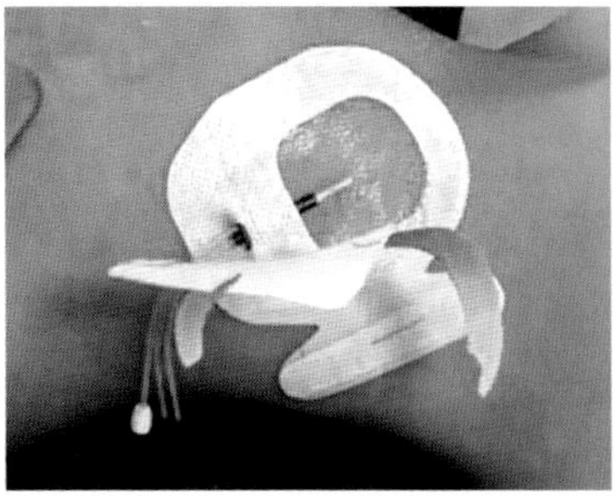	4. 撕除纸质边框

续表 2

步骤	操作流程	图示	详细操作
步骤三	粘贴透明敷料		5. 撕下附加胶带
			6. 附加胶带的缺口向穿刺点方向，粘贴于导管下方，可封闭敷料缺口处
			7. 将记录胶带粘贴于导管敷料处，并再次由中间向四周按压整片敷料
			8. 敷料粘贴完毕，塑形、抚平并按压整片敷料用附加胶带加强固定，用"高举平台法"固定延长管

续表 3

步骤	操作流程	图示	详细操作
步骤三	粘贴透明敷料	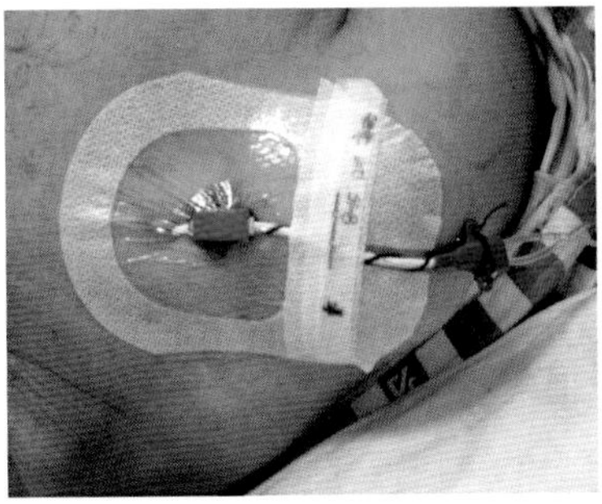	9. 将签上换药者姓名、日期、时间、导管置入及外露长度的胶布横贴在导管延长管
步骤四	清理用物，做好相关宣教及记录	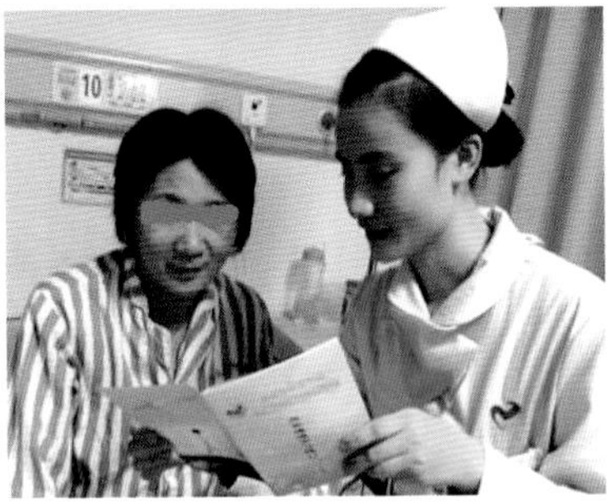	

三、完全植入式静脉输液港固定操作流程

（一）目的

参见"经外周静脉穿刺中心静脉导管固定操作流程"。

（二）要点知识

1. 完全植入式静脉输液港（PORT）的固定须经过专门培训的医护人员实施，严格执行规范的操作。

2. 无损伤针固定时需在针翼下方垫适宜厚度的纱布防止皮肤压伤。

3. 透明敷料（10 cm×12 cm）固定时以穿刺点为中心，覆盖无损伤针及开口纱布，固定无损伤针以防移动、脱出。

4. 其他可参见"经外周静脉穿刺中以其静脉导管固定操作流程"。

（三）注意事项

1. 无菌开口纱布不能遮住无损伤针的穿刺部位，以便于观察，及时判断穿刺点有无红肿等局部并发症。

2. 输液港固定时透明敷料内放置开口的纱布，不覆盖穿刺点，可以 5～7 天更换一次。

（四）操作流程（表 3－24）

表 3－24　PORT 固定操作流程

步骤	操作流程	图示	详细操作
步骤一	消毒待干	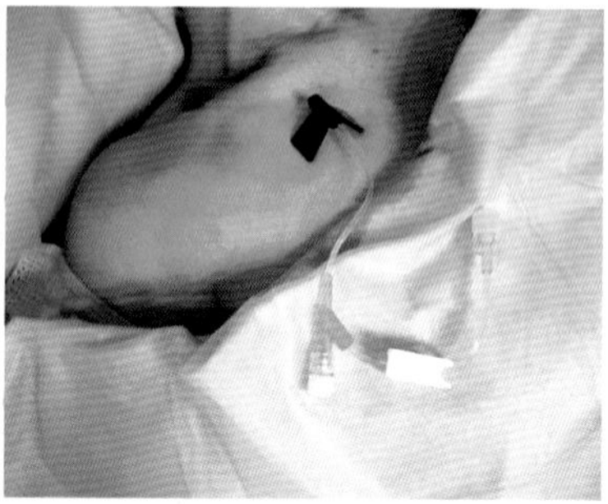	按照操作规范擦拭消毒输液港底座区域及周围皮肤大于 10 cm×12 cm 的范围，待干后，无菌操作将无损伤针自三指中心处垂直刺入穿刺隔
步骤二	修剪及放置无菌纱布	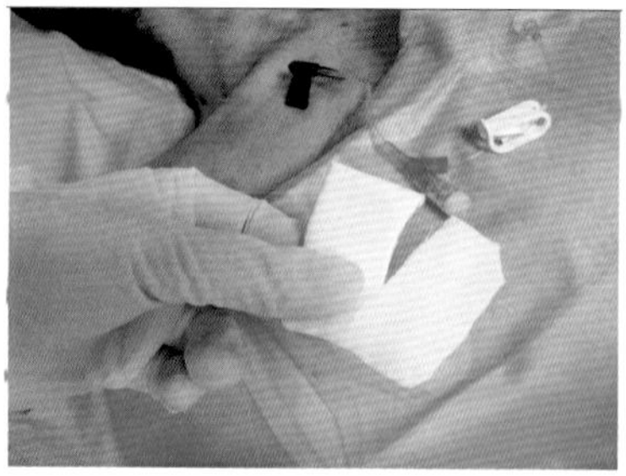	1. 将垫于无损伤针下方的无菌纱布剪成约 4 cm×4 cm 大小，修剪成 Y 形
		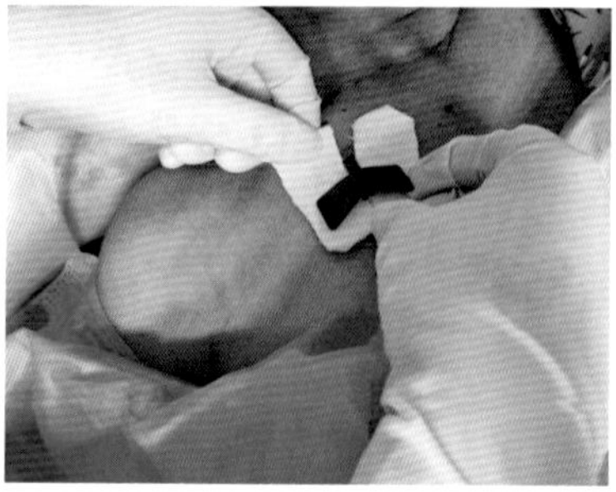	2. 在无菌操作下，在无损伤针下方垫适宜厚度已修剪成 Y 形的小纱布

续表 1

步骤	操作流程	图示	详细操作
步骤三	粘贴透明敷料	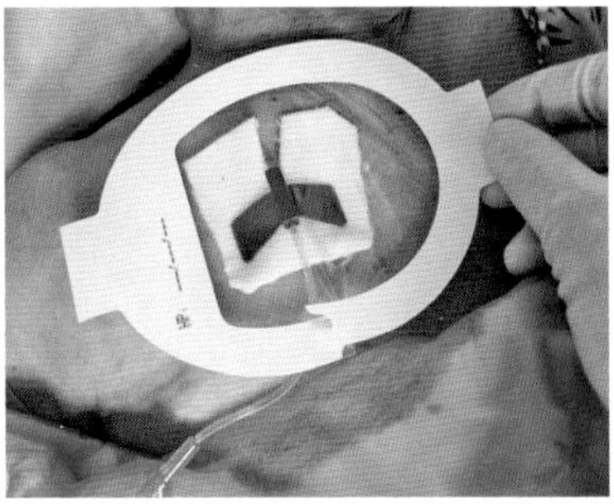	1. 取出无菌敷料，揭掉敷料衬底，使其黏性表面朝下。单手持膜，将敷料中心正对穿刺点，无张力自然垂放
		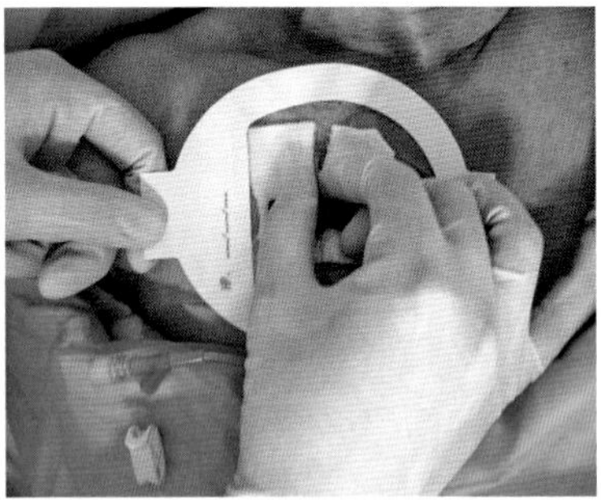	2. 塑形：一只手粘贴穿刺点，然后用大拇指及示指指腹捏牢无损伤针及延长管部分，将无损伤针稳妥固定
		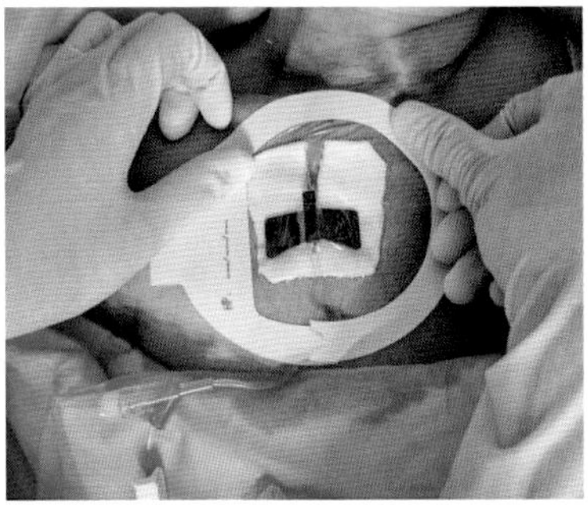	3. 排气：自内向外抚压整片敷料，排尽敷料下空气，使敷料粘贴在皮肤上
		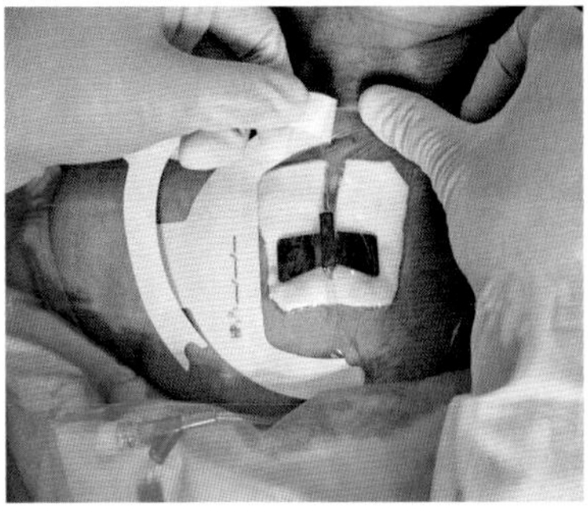	4. 边去除边框边按压

续表 2

步骤	操作流程	图示	详细操作
步骤三	粘贴透明敷料		5. 将签上换药者姓名、日期、时间的胶带贴于敷料边缘的延长管上
步骤四	延长管的固定		1. 使用"高举平台法"固定 Y 形管道部分
			2. 使用"高举平台法"固定延长管部分
			3. 按行业标准,无菌小纱布不能覆盖无损伤针的穿刺部位,以便于观察,及时判断穿刺点有无红肿等局部并发症

续表 3

步骤	操作流程	图示	详细操作
步骤五	清理用物，做好各种记录及宣教		

四、静脉留置针固定操作流程

（一）目的

参见"经外周静脉穿刺中心静脉导管固定操作流程"。

（二）要点知识

1. 对实施留置针固定的医护人员须进行培训，严格执行规范的操作。

2. 留置针固定稳妥，避免穿刺针头在血管内来回移动，造成血管内壁损伤，形成血栓而造成导管堵塞。

3. 延长管固定时，须注意 Y 形接管处侧孔朝外，采取高举平台法塑形固定，固定牢固防压伤；另外，延长管透明部分勿遮盖住，要易于有无药物或血液残留。

4. 其他可参见"经外周静脉穿刺中心静脉导管固定操作流程"。

（三）注意事项

1. 固定牢固，贴透明贴膜（6 cm×8 cm）时要做到无张力粘贴，防止患者因活动而发生贴膜翘起、脱落，避免管道扭曲、断裂及管针脱出。

2. Y 形接头勿压迫穿刺血管，以免影响输液的通畅性，同时，避免长时间局部受压而出现局部压疮。

3. 躁动不安的患者可使用约束带固定肢体，或遵医嘱予镇静药，以免导管脱出或移位。

（四）操作流程（表 3 - 25）

表 3 - 25　静脉留置针固定操作流程

步骤	操作流程	图示	详细操作
步骤一	评估患者及用物	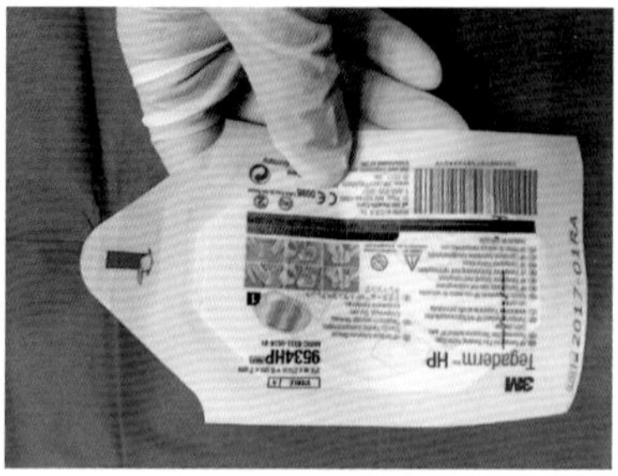	留置针穿刺成功后，取出透明膜，打开外包装，取出无菌敷料，揭掉敷料衬底，使其黏性表面朝下
步骤二	粘贴透明敷料	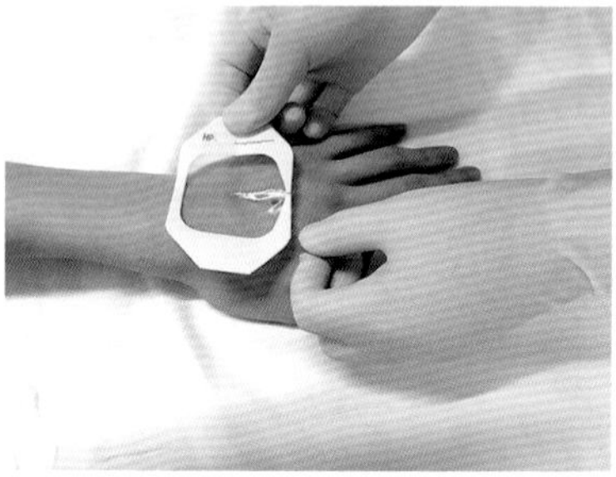	确保敷料区域无菌干燥，单手持膜，将敷料中心正对穿刺点，无张力自然垂放
步骤三	塑形	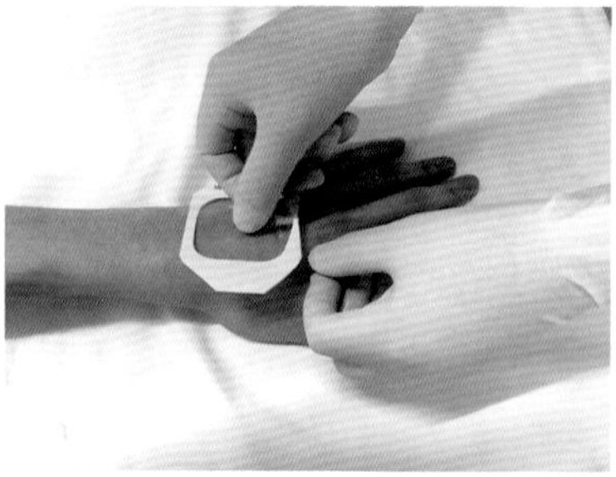	一只手将延长管固定好，一只手粘贴穿刺点，用拇指及示指指腹捏牢导管及针座，将导管稳妥固定
步骤四	抚平敷料	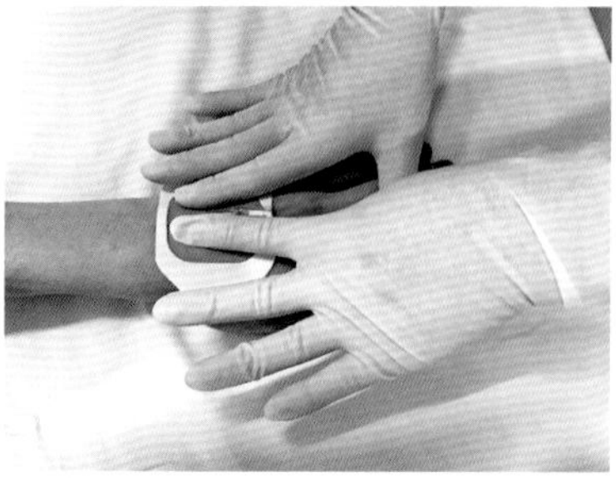	自内向外抚平整片敷料，排尽敷料下空气，使敷料粘贴在皮肤上

续表

步骤	操作流程	图示	详细操作
步骤五	撤除边框	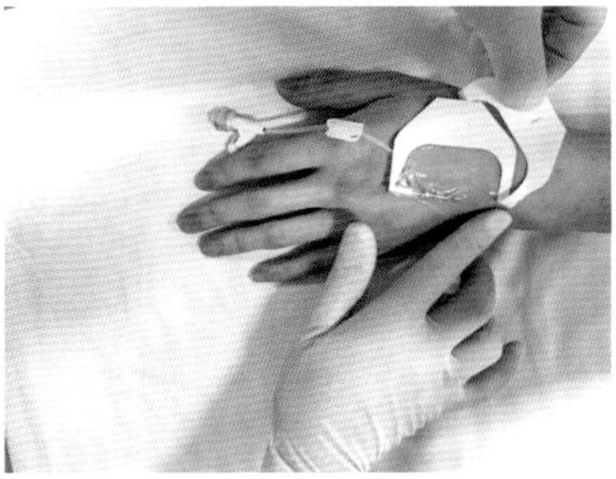	边去除边框边按压
步骤六	粘贴记录标签	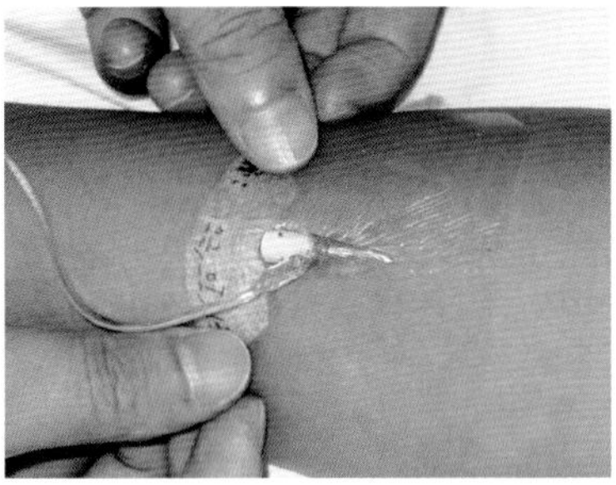	将签上操作者姓名、日期及时间的胶布横贴在针座尾部，封闭针座
步骤七	固定延长管	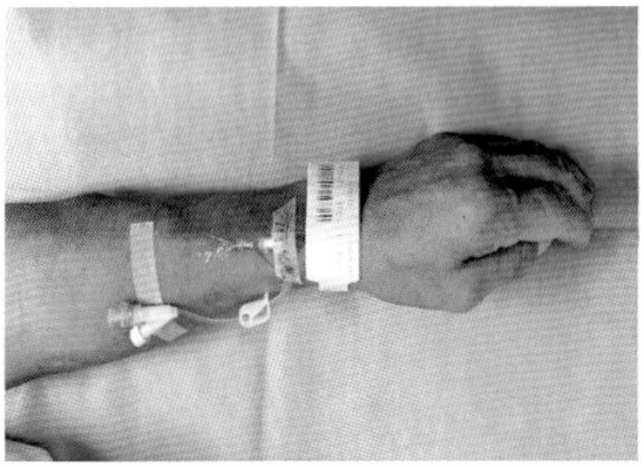	将Y形接头高于导管尖端，用"高举平台法"固定，延长管呈U形固定
步骤八	清理用物，做好相关宣教及记录	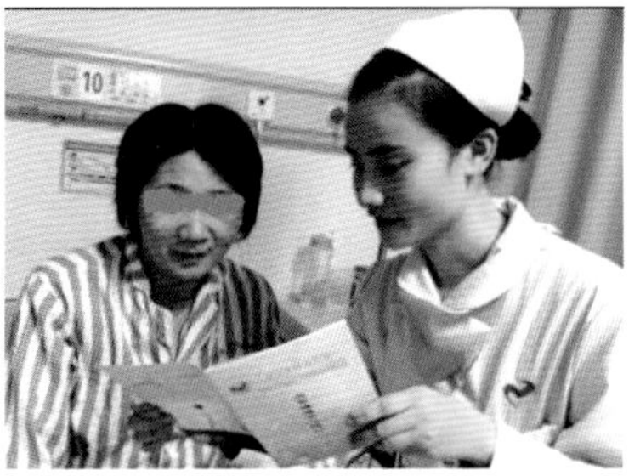	

第四节　拔管操作流程

完整的静脉输液治疗除了导管的置入与维护之外，还包括拔管这一重要环节。当患者完成了治疗、导管留置时间到达所规定时间或出现导管相关感染以及不能解决的并发症时，均需要及时进行拔管操作。常见的中心静脉血管通道器材包括经外周静脉穿刺中心静脉导管（PICC）、中心静脉导管（CVC）和完全植入式输液港（PORT）。若拔管不当，易导致血管损伤、导管断裂、空气栓塞、血栓脱落等不良并发症，甚至出现更为严重的后果。作为静脉输液治疗专科护士，应熟悉各类血管通道器材，根据患者的个人情况进行规范化的拔管操作流程，规避引起拔管困难的诱因，降低拔管所致并发症的发生。

一、经外周静脉穿刺中心静脉导管拔管技术

（一）目的

完整安全地拔除导管，无并发症的发生。

（二）要点知识

1. 适应证

（1）PICC 留置时间达 1 年的患者。

（2）当患者 PICC 不再需要保留时，建议及时拔除。

（3）当怀疑 PICC 导管受到污染，出现不能解决的并发症或结束治疗时应立即拔除。

（4）如果不能完全保证置管当时的无菌措施（如某些急救时的导管置入），则应尽可能在 24～48 小时内更换导管。

2. 并发症　拔出困难、导管断裂、空气栓塞。

3. 拔管体位　在排除患者禁忌证的情况下，让患者处于平仰卧位或特伦德伦伯卧位（图 3-11）。

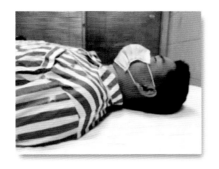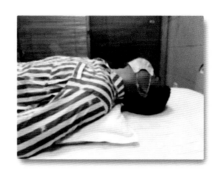

图 3-11　拔管体位

（三）注意事项

1. PICC 拔管须由经过专业培训后的执业医师或注册护士进行操作。

2. 全程严格执行无菌操作。

3. 导管拔除时，向患者做好解释工作，应缓慢匀速拔出导管，切勿过快过猛，如遇到阻力切勿强行拔除，应查明原因对症处理。

4. 导管拔出后立即压迫止血，封闭皮肤创口，防止空气栓塞，用无菌敷料封闭式固定。

5. 观察导管长度及判断完整性，观察导管有无损伤或断裂。必要时行导管尖端培养。

6. 做好相关护理记录和健康宣教。

（四）操作流程（表 3-26）

表 3-26　PICC 拔管操作流程

项目	操作步骤	注意要点
用物准备	PICC 维护包（无菌治疗巾×1、治疗盘×2、6 cm×9 cm 纱布×2、止血钳×2、棉球×10）、无菌透明敷料×1、弯盘×1、无菌手套×1、清洁手套×1、止血带×1、皮肤消毒剂、75%乙醇、软尺、速干手消毒剂	所有用物需在有效期内
患者评估	1. 评估导管刻度、穿刺点局部情况、臂围 2. 查看置管时间、使用情况及上次维护时间	PICC 使用时限 INS 推荐为 1 年或遵照产品使用说明书

续表 1

项目	操作步骤	注意要点
操作前准备	1. 操作者衣帽整齐，洗手、戴口罩 2. 选择清洁、光线充足的场所进行无菌操作 3. 核对医嘱 4. 核对患者信息，向患者讲解此次操作的目的，取得患者合作	指导患者放松，避免紧张
撕脱敷料	1. 患者手外展，与身体成 45°～90°，暴露穿刺位置情况 2. 戴清洁手套 3. 一只手稳住导管的圆盘或连接器，另一只手以导管进口为中心，将敷料从四周向导管进口处剥离 4. 从穿刺点下方至上方撕下敷料 5. 脱清洁手套，洗手	
消毒	1. 检查换药包的有效日期，按无菌方法打开无菌包，将置管侧手臂下放无菌巾 2. 戴一只无菌手套，用无菌方法倒乙醇、皮肤消毒剂，戴另一只无菌手套 3. 左手拿无菌纱布包裹导管尾端接头处，并将其稍提起，一只手持导管，一只手消毒 4. 以导管进口处为中心向外做旋转擦拭消毒，乙醇棉球避开穿刺点擦拭消毒 3 遍；再用络合碘棉球擦拭消毒，范围包括穿刺点、皮肤、导管体外部分，待干，消毒范围为穿刺点上下直径 20 cm 左右，两侧至臂缘	将止血带放置于患者置管侧上肢旁备用，如导管断裂可应急处理
拔管	1. 用右手拇指及示指捏持导管，适当用力匀速缓慢向外拔出导管 2. 导管完全拔出时立即用无菌纱布按压穿刺点 5～10 分钟止血，直至无活动性出血为止 3. 穿刺点外贴透明敷料，以隔绝并防止空气从皮下隧道进入血管	立即封闭穿刺口，止血的同时防止空气栓塞

续表 2

项目	操作步骤	注意要点
检查	1. 检查拔出导管的长度，和患者一起确认导管的完整性后，将导管毁形后弃入医疗垃圾中 2. 如怀疑有导管相关性血流感染，留取导管尖端 5～10 cm 做细菌培养 3. 若导管不完整，应指导患者严格制动，立即通知医师，并行 X 线检查确认体内有无导管残留	前端开口式导管的前端刻度必须与原始记录一致，三向瓣膜式导管前端为黑色盲端
整理用物	1. 脱手套、洗手，清理用物 2. 记录穿刺点情况、拔管过程和患者反应、拔出的导管长度及完整性，做好健康宣教	护理记录应存档保存

（五）健康教育

1. 拔管前向患者做好解释工作，避免患者情绪紧张，取得患者的配合。

2. 告知患者拔管后需覆盖透明敷料 24 小时，如穿刺点未愈，保持局部清洁干燥，防止感染发生，同时继续封闭穿刺口，防止空气栓塞。

3. 告知患者如有不适，如胸痛、穿刺点渗血等，立即就医。

二、中心静脉导管拔管技术

（一）目的

完整安全地拔除导管，无并发症的发生。

（二）要点知识

1. 适应证

（1）当患者中心静脉导管（CVC）不再需要保留时，建议立即拔除。

（2）当怀疑 CVC 导管受到污染，出现不能解决的并发症或结束治疗时应立即拔除。

（3）如果不能完全保证置管当时的无菌措施（如某些急救时的导管置入），则应尽可能在 24～48 小时内更换导管。

2. 并发症 拔出困难、导管断裂、空气栓塞、中心静脉导管拔管窘迫综合征。

3. 拔管体位 在排除患者禁忌证的情况下，让患者处于平仰卧位或特伦德伦伯卧位（同 PICC 拔管）。

（三）注意事项

1. CVC 拔管由经过专业培训后的注册医师或注册护士进行操作。

2. 全程严格执行无菌操作。

3. 导管拔除时，向患者做好解释工作，从穿刺点部位缓慢匀速拔出导管，切勿过快过猛，如遇阻力勿强行拔除，应查明原因对症处理。

4. 导管拔除后立即压迫穿刺点止血，封闭皮肤创口，防止空气栓塞，用无菌敷料封闭式固定。

5. 观察导管长度及完整性，导管有无损伤或断裂。

6. 做好相关护理记录和健康宣教。

（四）操作流程（表 3 - 27）

表 3 - 27 CVC 拔管操作流程

项目	操作步骤	注意要点
用物准备	PICC 维护包（无菌治疗巾×1、治疗盘×2、6 cm×9 cm 纱布×2、止血钳×2、棉球×10）、无菌透明敷料×1、弯盘×1、无菌手套×1、清洁手套×1、止血带×1、皮肤消毒剂、75%乙醇、软尺、速干手消毒剂	所有用物需在有效期内
患者评估	1. 评估导管刻度、穿刺点局部情况 2. 查看置管时间、上次维护时间及使用情况	根据 INS 指南宜尽早拔除
操作前准备	1. 操作者衣帽整齐，洗手、戴口罩 2. 选择清洁、光线充足的场所进行无菌操作 3. 核对医嘱 4. 核对患者信息，向患者讲解此次操作的目的，取得患者合作	指导患者放松，避免紧张

续表

项目	操作步骤	注意要点
撕脱敷料	1. 协助患者平仰卧位或特伦德伦伯卧位，嘱患者头偏向置管对侧 2. 戴清洁手套 3. 一只手稳住导管的锥形部分，另一只手以导管进口为中心，将敷料从四周向导管进口处剥离 4. 从穿刺点下方至上方撕下敷料 5. 脱清洁手套，洗手	
消毒	1. 检查换药包的有效日期，按无菌方法打开无菌包 2. 戴一只无菌手套，用无菌方法倒乙醇、皮肤消毒剂，戴另一只无菌手套 3. 左手拿无菌纱布包裹导管尾端接头处，并将其稍提起，以导管进口处为中心向外做旋转擦拭消毒，乙醇棉球避开穿刺点擦拭消毒 3 遍；用皮肤消毒剂棉球擦拭消毒，范围包括穿刺点、皮肤、导管体外部分，待干	1. 消毒范围为穿刺点上下直径 20 cm 左右 2. 严格执行无菌操作
拔管	1. 嘱患者屏住呼吸，用一块无菌纱布按压穿刺点，另一只手将用无菌纱布包裹的导管拔出 2. 导管完全拔出后用无菌透明敷料覆盖纱布，按压穿刺点 5～10 分钟直至无活动性出血 3. 协助患者取舒适卧位，拔管后患者需静卧 30 分钟	立即封闭穿刺口，止血的同时防止空气栓塞
检查	1. 检查拔出导管的完整性 2. 导管完整性得到患者确认后，弃入医疗垃圾中 3. 若导管不完整，应指导患者严格制动，立即通知医师，并行 X 线检查确认体内有无导管残留	导管长度必须与原始记录一致
整理用物	1. 洗手，清理用物 2. 记录穿刺点情况、拔管过程和患者反应、拔出的导管长度及完整性，做好健康宣教	护理记录应存档保存

（五）健康教育

1. 拔管前向患者做好解释工作，避免患者情绪紧张，取得患者的配合。

2. 告知患者拔管后需覆盖透明敷料 24 小时。如穿刺点未愈，保持穿刺点局部清洁干燥，防止感染。同时继续封闭穿刺口，防止空气栓塞。

3. 告知患者如有头痛、头晕、憋气等不适症状时及时告知医护人员。

三、完全植入式静脉输液港拔管技术

（一）目的

完整安全地拔除导管，无并发症的发生。

（二）要点知识

1. 适应证

（1）治疗结束后。

（2）出现不能解决的并发症，如导管相关血流感染、导管破裂、导管锁松动及断管、导管堵塞等。

2. 并发症　囊袋和（或）皮下隧道血肿、空气栓塞。

3. 拔管体位　患者处于平卧位。

（三）注意事项

1. PORT 拔管须由经过专业培训后有资质证的执业医师进行操作。

2. 全程严格执行无菌操作。

3. 患者在取港前先查看囊袋周围皮瓣是否正常，如有炎症表现、皮瓣化脓等，应在炎症控制、排除血流系统疾病后再行取港。

4. 手术前应做好相应的血液学检查，如血常规、凝血功能、传染病学检查等。

5. 患者必须行胸部 X 线检查，查看静脉输液港座和导管走行是否异常，如出现导管断裂，应先在放射介入科室帮助下取出断裂的导管，再行静脉输液港取出。

6. 如遇取管阻力时切勿强行拔除，应查明原因对症处理。

7. 术中严密止血，封闭皮下隧道，术后适时压迫静脉穿刺点。

8. 做好相关护理记录和健康宣教。

（四）操作流程（表 3‐28）

表 3‐28　PORT 拔管操作流程

项目	操作步骤	注意要点
用物准备	PICC 维护包（无菌治疗巾×1、治疗盘×2、6 cm×9 cm 纱布×2、止血钳×2、棉球×10）、无菌敷料×1、无菌手套×1、治疗盘×1、手术刀片×1、手术缝线、2％利多卡因、注射器、皮肤消毒剂、75％乙醇、速干手消毒剂	所有用物需在有效期内
患者评估	1. 评估囊袋周围皮瓣是否正常、相应的血液学检查结果是否正常 2. 术前行胸部 X 线检查，查看静脉输液港座和导管走行是否正常 3. 核对患者信息，向患者讲解操作的目的，取得患者配合	
操作前准备	1. 操作者衣帽整齐，洗手、戴口罩 2. 选择清洁、光线充足的场所进行无菌操作 3. 核对医嘱 4. 核对患者信息，向患者讲解此次操作的目的，取得患者合作	指导患者放松，避免紧张
消毒麻醉	1. 患者取平卧位，局部消毒，铺无菌巾 2. 取原置入时手术切口瘢痕入路，用 2％利多卡因浸润麻醉至皮下组织和囊袋周围	
取港	1. 完整输液港取出 （1）麻醉成功后，梭形切除原手术瘢痕，依次切开皮肤、皮下组织，暴露静脉输液港注射座导管锁及部分导管 （2）切开包裹静脉输液港注射座的纤维包膜组织，向周围分离，使其完全暴露。如港座与周围组织有缝线，应将其全部切除，游离注射座，然后切开包绕导管锁及部分静脉导管的纤维包膜组织，可将导管缓慢自静脉及皮下隧道中取出，最后一并移除整套静脉输液港装置；也可先切开导管锁及导管周围的纤维包膜组织，将导管自静脉及皮下隧道内取出，再游离并取出静脉输液注射座 （3）皮下隧道开口处用丝线呈"8"字缝合，静脉穿刺处压迫 5 分钟，避免静脉内血液回流至囊袋引起周围血肿 （4）清除注射座内的纤维包膜组织，严密止血，清点器械，缝合皮下组织和皮肤，用无菌敷料包裹手术切口 2. 非完整输液港取出：首先应在介入科室帮助下取出进入大血管或心脏内的导管，再将静脉输液港座及部分导管取出，具体手术步骤同完整静脉输液港取出。需要注意的是手术中应将取出的断裂静脉输液港进行完整性检验，确认无导管或碎片残留体内	注意术中严密止血、封闭皮下隧道

续表

项目	操作步骤	注意要点
检查	1. 检查拔出导管、相关装置的完整性 2. 得到患者确认后，弃入医疗垃圾中 3. 若导管不完整，应指导患者严格制动，立即通知医师，并行X线检查确认体内有无导管残留	导管长度必须与原始记录一致
整理用物	1. 洗手，清理用物 2. 记录穿刺点情况、拔管过程和患者反应、拔出的导管长度及完整性，做好健康宣教	护理记录应详细并存档保存

（五）健康教育

1. 术前向患者做好解释工作，避免患者情绪紧张，取得患者的配合。

2. 告知患者术后避免剧烈运动以及增加胸腔压力的动作，如剧烈咳嗽。

3. 告知患者保持手术切口局部清洁干燥，如局部渗血、红肿、疼痛不适，应及时返院进行处理。

四、外周静脉-中线导管拔管技术

（一）目的

完整安全地拔除导管，无并发症的发生。

（二）要点知识

1. 适应证

（1）留置时间达 1～4 周的患者。

（2）当患者导管不再需要保留时，建议立即拔除。

（3）当怀疑导管受到污染，出现不能解决的并发症或结束治疗时应立即拔除。

（4）如果不能完全保证置管时的无菌措施（如某些急救时的导管置入），则应尽可能在 24～48 小时内更换导管。

2. 并发症　拔出困难、导管断裂。

3. 拔管体位　在排除患者禁忌证的情况下，让患者处于平卧位。

（三）注意事项

1. 导管拔管须由经过专业培训的注册护士进行操作。

2. 全程严格执行无菌操作。

3. 导管拔除时，向患者做好解释工作，应缓慢匀速拔出导管，切勿过快过猛，如遇到阻力切勿强行拔除，应查明原因对症处理。

4. 导管拔出后立即压迫止血，封闭皮肤创口，防止空气栓塞，用无菌敷料封闭式固定。

5. 观察导管长度及判断导管完整性，观察导管有无损伤或断裂。必要时行导管尖端培养。

6. 做好相关的护理记录和健康宣教。

（四）操作流程（表3–29）

表3–29 外周静脉-中线导管拔管操作流程

项目	操作步骤	注意要点
用物准备	PICC维护包（无菌治疗巾×1、治疗盘×2、6 cm×9 cm纱布×2、止血钳×2、棉球×10）、无菌透明敷料×1、弯盘×1、无菌手套×1、清洁手套×1、止血带×1、皮肤消毒剂、75%乙醇、软尺、速干手消毒剂	所有用物需在有效期内
患者评估	1. 评估导管刻度、穿刺点局部情况、臂围 2. 查看置管时间、使用情况及上次维护时间	INS推荐使用时限为1～4周
操作前准备	1. 操作者衣帽整齐，洗手、戴口罩 2. 选择清洁、光线充足的场所进行无菌操作 3. 核对医嘱 4. 核对患者信息，向患者讲解此次操作的目的，取得患者合作	指导患者放松，避免紧张
撕脱敷料	1. 患者手外展，与身体成45°～90°，暴露穿刺位置情况 2. 戴清洁手套 3. 一只手稳住导管的连接器，另一只手以导管进口为中心，将敷料从四周向导管进口处剥离 4. 从穿刺点下方至上方撕下敷料 5. 脱清洁手套，洗手	

续表

项目	操作步骤	注意要点
消毒	1. 检查换药包的有效日期，按无菌方法打开无菌包，将置管侧手臂下放无菌巾 2. 戴一只无菌手套，用无菌方法倒乙醇、皮肤消毒剂，戴另一只无菌手套 3. 左手拿无菌纱布包裹导管尾端接头处，并将其稍提起，右手消毒 4. 以导管进口处为中心向外做旋转擦拭消毒：用乙醇棉球避开穿刺点擦拭消毒 3 遍；再用皮肤消毒剂棉球擦拭消毒，范围包括穿刺点、皮肤、导管体外部分，待干，消毒范围为穿刺点上下直径 20 cm 左右，两侧至臂缘	将止血带放置于患者置管侧上肢旁备用，如导管断裂可应急处理
拔管	1. 用右手拇指及示指捏持导管，适当用力匀速缓慢向外拔出 2. 导管完全拔出时立即用无菌纱布按压穿刺点 5~10 分钟止血，直至无活动性出血为止 3. 穿刺点外贴透明敷料，以隔绝并防止空气从皮下隧道进入血管	立即封闭穿刺口，止血的同时防止空气栓塞
检查	1. 检查拔出的导管长度，和患者一起确认导管的完整性后，将导管毁形后弃入医疗垃圾中 2. 如怀疑有导管相关性血流感染，留取导管尖端 5~10 cm 做细菌培养 3. 若导管不完整，应指导患者严格制动，立即通知医师，并行 X 线检查确认体内有无导管残留	三向瓣膜式导管前端为黑色盲端
整理用物	1. 脱手套、洗手，清理用物 2. 记录穿刺点情况、拔管过程和患者反应、拔出的导管长度及完整性，做好健康宣教	护理记录应存档保存

（五）健康教育

1. 拔管前向患者做好解释工作，避免患者情绪紧张，取得患者的配合。

2. 告知患者拔管后需覆盖透明敷料 24 小时，如穿刺点未愈，保持局部清洁干燥，防止感染发生，同时继续封闭穿刺口以防空气栓塞。

3. 告知患者如有不适，如胸痛、穿刺点渗血等，立即就医。

第五节 仪器检查操作流程

医疗仪器结构精细、严密，操作不当，可能使仪器损坏或引起结构变化而降低精度，缩短仪器的使用寿命。为确保仪器功能和精度始终处于良好状态，满足检测要求，医务人员应该熟练掌握仪器设备的基本原理、操作方法、日常维护方法，科室应该制定仪器检测维修保养制度，规范仪器设备操作流程。对仪器做到精心爱护、正确使用。

一、血管超声仪的使用

超声诊断是通过人体各种组织声学特性的差异来区分不同组织，2016 年美国 INS 出版的《输液治疗实践标准》建议使用血管可视化技术，来提高血管通道置入的成功率，目前超声引导下血管通道置入在临床上应用逐渐增多，本节以 Site-Rite5 超声系统为例进行相关内容介绍（图 3 - 12）。

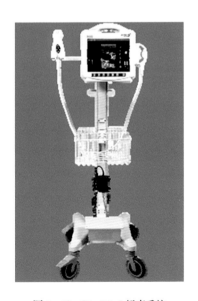

图 3 - 12 Site-Rite5 超声系统

（一）血管超声仪的工作原理

超声仪通过不同器官和组织产生不同的反射与散射规律，利用这些反射和散射信号，显示出不同器官的界面和组织内部的细微结构，作为诊断的依据。而血管超声仪在 PICC 置管中，可以判断静脉的走行、血流情况、有无血管变异及血管内膜是否光滑；检查靶向血管周围有无伴行血管及血管分支、血管内有无栓塞等，以确定靶向静脉。

（二）血管超声仪的组成

血管超声仪由超声主机、探头、电源系统、超声支架、超声附件组成。

（三）血管超声仪的操作流程

1. 从专用包装盒中取出 B 超机及附加装置。
2. 将 B 超机主机挂在移动支架上，拧紧螺丝帽。
3. 连接电源线路，安装 B 超机探头，将探头挂在支架上备用。
4. 打开电源开关，打开 B 超机启动开关，使 B 超机处于备用状态。
5. 按照 B 超引导下 PICC 置管流程完成后续置管。
6. 操作完毕后关掉显示屏的启动开关，关掉电源。
7. 取下 B 超机探头，用干纱布或湿纱布擦净探头上的导电糊，将探头放进探头保护袋内，严禁用乙醇擦拭探头。
8. 将 B 超机从支架上取下，收入专用包装盒中，备用。

（四）使用血管超声仪的注意事项

1. 血管超声仪由专人管理、专柜存放，避免机器碰撞，保护 B 超探头免受磨损。
2. 规范血管超声仪的操作流程，对工作人员进行严格培训，合格后才能独立操作。
3. 每个季度对血管超声仪进行检查保养，并做好使用记录。

二、心房内心电导联技术的使用

心房内心电导联（ECG）定位是在中心静脉导管置管过程中，用电极经上腔静脉探入近心端拾取心房 P 波，根据 P 波的特征性变化指导导管尖端定位的一种方法。以深圳迈瑞心电监护仪 Imec8 为例介绍心电监护仪在中心静脉导管置入导管尖端定位的应用。

（一）心房内心电导联用于 PICC 尖端定位工作的原理

PICC 内支撑导丝前端位于距导管尖端约 5 mm 管腔内，由于导丝和血液的导电性，以导丝作为探测电极可引导出腔内心电图，在心电监护仪下直视观察心脏 P 波电生理的改变。P 波是心房的去极波，心电监测的 Ⅱ 导联能最大程度地反映 P 波的改变，其形态和振幅取决于探测电极与窦房结起搏点之间的位置和距离。当导管送入上腔静脉时，其尖端即探测电极使心房的电传导信号强度增加，反映到 ECG 上的表现是 P 波振幅增高；当探测电极继续到达右心房入口（上腔静脉与右心房连接处）时，靠近了窦房结起搏点使电传导信号强度更加增强，此时 P 波明显增高，甚至超过 R 波；当电极越过窦房结起搏点到达心房中下部及右心室时，P 波振幅下降，出现双向 P 波甚至倒置。

（二）心房内心电导联在 PICC 尖端定位中的操作流程

1. 评估

（1）患者情况评估：患者凝血功能、血小板、D-二聚体是否正常；穿刺部位皮肤是否完整；穿刺血管直径与导管直径是否匹配（穿刺血管直径应大于导管直径的 55%）；患者心理状态是否正常，家属是否配合等。

（2）患者病史评估：导管走行血管有无血管手术史、外伤史、血栓形成史、放疗史；有无上腔静脉压迫症等；患者有无心脏病史、房颤、肺心病及心脏传导阻滞等 P 波异常及患者有心脏起搏器、植入式除颤器等，不能使用 ECG 定位。

2. 准备（以前端开口导管为例）

（1）环境准备：环境安静，宽敞明亮，适合操作。

（2）物品准备：便携式心电监护仪 1 台，心内心电导线及连接转换器 1 个，PICC 导管 1 根（前端开口），微插管鞘套件 1 个，导针器 1 个，20 mL 注射器 2 个，1 mL 注射器 1 个，2% 利多卡因 10 mL，0.9% 氯化钠溶液 100 mL，无粉无菌手套 2 副，消毒包 1 个等。

（3）患者准备：①血管选择贵要静脉、肘中静脉、头静脉等，首选贵要静脉。②上臂围测量：肘关节上 10 cm 的上臂周长。③置管长度测量：患者手臂与身体成 90°，测量自预穿刺点至右胸锁关节，然后向下至第 3 肋间。注意：体外测量永远不可能与体内的静脉解剖完全一致，需将导管长度增加 2~4 cm 用于 ECG 定位。

3. 置管与定位操作

（1）从专用包装盒中取出心电监护仪，放在治疗车上。

（2）贴好电极片：RA—右锁骨中线与第2肋间之交点；LA—左锁骨中线与第2肋间之交点；LL—左下腹。

（3）连接电源线路，调节监护仪显示Ⅱ导联心电监测，输入患者信息，检查患者标准肢体导联，心电图异常者不能 ECG 定位。

（4）消毒建立无菌区，在盲穿或 B 超引导下改良塞丁格技术实施 PICC 置管穿刺，穿刺成功后，送入导管。

（5）ECG 连接备用：

方法一：导丝＋心内连接转接器：心内心电导线连接导丝，导线另一端连接转换器，转换器自带的鳄鱼夹取代心电监护仪右侧导联与电极相连。

方法二：可用 10 mL 注射器抽取 0.9％氯化钠溶液 10 mL，排尽空气后，将注射器针头刺入 PICC 的导管末端的肝素帽上待用。

方法三：直接利用右侧电极片及夹子导出心电图信号。

（6）尖端位置确定：

当 PICC 导管插入接近预期的长度时：

方法一：助手打开转换器适配器开关，切换心房内心电导联模式，边送管边观察 P 波形态。

方法二：助手将右侧锁骨区导联电极鳄鱼夹取下，夹在与 PICC 相连的注射器金属针头上，边推注 0.9％氯化钠溶液，边观察心房内心电图的变化。

方法三：可由助手协助取下右侧电极鳄鱼夹，在孔巾下方将导丝缠绕在电极片的金属头上，再将电极鳄鱼夹夹住导丝，导出心房内心电图信号。

当 P 波振幅为 QRS 波振幅的 50％～80％的心电图时为导管的最佳位置。

（7）完成后续置管：撕裂穿刺鞘，抽回血并脉冲冲管，撤导丝及 ECG 金属夹，连接肝素帽，正压封管，并妥善固定。

（8）完成护理记录及做好健康教育。

（三）心房内心电导联 ECG 操作的注意事项

1. 如皮肤油脂过多，应先用乙醇去油，再行心电图检查。

2. 导联线要足够长，以免影响操作。

3. 置入导管时如心电图异常或者没有图形，可能为导管异位或者接线松脱。

4. 利用注射器、电极片及电极鳄鱼夹的方法导出心房内心电导联操作时，严格注意无菌观念，保护好无菌区，避免污染。

5. 每个季度对仪器进行检查保养，并做好相关记录。

三、血管通道超声-ECG 一体机的使用

血管通道超声-ECG 一机体（图 3-13），将血管超声探查血管及 ECG 定位合二为一，通过转换器进行转换操作，操作方便，节约成本。

（一）血管通道超声-ECG 一体机的原理

中心静脉导管的尖端管材质具有导电特性，或者中心静脉导管的尖端管内部嵌入有一定长度的导电金属弹簧。导电金属弹簧伸至尖端管外面，直接接触血液组织。也可以通过药物、血液等可导电溶液的传导接触。导管插入静脉后，导引金属丝的尾端伸出导管端与心电描记器连接。当中心静脉导管深入上腔静脉，到达一定位置，心电描记器将检测到"P波"，可通过对 P波振幅高低这一心电信号特征的出现来指示出中心静脉导管已经到达心脏的位置。并且，血管通道超声-ECG 一体机通过触摸屏"菜单"进行"ECG"与"B超"模式转换，达到一机上血管超声探查血管及 ECG 定位的功能。

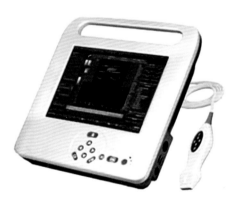

图 3-13　血管通道超声-ECG 一体机

（二）血管通道超声-ECG 一体机在 PICC 尖端定位的操作流程

1. 评估

（1）患者情况评估：患者凝血功能、血小板、D-二聚体是否正常，穿刺部位皮肤是否完整，穿刺血管直径与导管直径是否匹配（穿刺血管直径应大

于导管直径的 55%)。患者心理状态是否正常，家属是否配合等。患者签署知情同意书。

（2）患者病史评估：导管走行血管应无血管手术史、外伤史、血栓形成史、放疗史、上腔静脉压迫症等；患者有无心脏病史房颤、肺心病等 P 波异常及心脏传导阻滞、佩有心脏起搏器和植入式除颤器等患者，不能使用 ECG 定位。

2. 准备

（1）环境准备：环境安静，宽敞明亮，适合操作。

（2）物品准备：血管通道超声-ECG 一体机 1 台，置管心电转换开关一个（图 3-14），无菌置管心电导联线 1 根，三向瓣膜式 PICC 导管 1 根，微插管鞘套件 1 个，导针器 1 个，20 mL 注射器 2 个，1 mL 注射器 1 个，2% 利多卡因 5 mL，0.9% 氯化钠溶液 10 mL，无粉无菌手套 2 副，消毒包 1 个等。

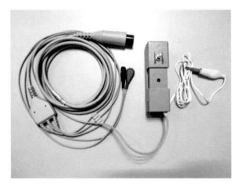

图 3-14　心电转换开关

（3）患者准备：①血管选择贵要静脉、肘中静脉、头静脉等，首选贵要静脉。②上臂围测量：肘关节上 10 cm 的上臂周长。③置管长度测量：患者臂与身体成 90°，测量自预穿刺点至右胸锁关节，然后向下至第 3 肋间。④注意：体外测量永远不可能与体内的静脉解剖完全一致，需将导管长度增加 2~4 cm 用于 ECG 定位。

3. 置管与定位操作（以三向瓣膜式导管为例）

（1）从专用包装盒中取出血管通道超声-ECG 一体机，挂在移动支架上，拧紧螺丝帽。

（2）连接电源线路，安装心电导联插头、B 超机探头，将探头挂在支架上。

（3）输入患者信息，根据需要调节好参数：图像大小、明暗度、彩色血流等。

（4）贴好电极片：RA—右锁骨中线与第 2 肋间之交点；LA—左锁骨中线与第 2 肋间之交点；LL—左下腹。

（5）连接心电导联：血管通道超声-ECG 一体机触摸屏"菜单"—"ECG"进入心电界面，将置管心电转换器开关打向"体外"，检查患者心电图是否正常，心电图异常者不能进行 ECG 定位。

（6）无菌操作：戴无菌手套消毒，以穿刺点为中心，进行擦拭消毒，铺无菌巾，采用最大化无菌屏障。

（7）ECG 连接备用：助手将无菌置管心电导联线放入无菌区，另一端与置管心电转换器相连。将血管通道超声-ECG 一体机调到"B 超"模式。

（8）在 B 超引导下改良塞丁格技术实施 PICC 置管穿刺，穿刺成功后，送入导管。

（9）进行导管尖端位置确认：当 PICC 导管插入接近预期的长度时，将无菌置管心电导联线鳄鱼夹夹在导丝上，置管心电转换器开关打向"体内"。助手选择血管通道超声-ECG 一体机触摸屏"菜单"—"ECG"进入心电界面，边送管边观察 P 波形态，P 波振幅为 QRS 波振幅的 $50\%\sim80\%$ 的心电图时为导管的最佳位置。

（10）完成后续置管：撕裂穿刺鞘，抽回血并脉冲冲管，撤导联线及电极片，连接肝素帽，正压封管，并妥善固定。

（11）完成护理记录及做好健康教育。

（三）血管通道超声-ECG 一体机操作及使用的注意事项

1. 如皮肤油脂过多，应先用乙醇去油，再行心电图检查。

2. 导联线要足够长，以免影响操作。

3. 置入导管时如心电图异常或者没有图形，可能为导管异位或者接线松脱。

4. 心电导联线鳄鱼夹单独存放，须保持无菌状态，避免污染。

5. 仪器由专人管理、专柜存放，避免机器碰撞，保护探头免受磨损。

6. 规范仪器的操作流程，对工作人员进行严格培训，合格后才能独立操作。

7. 每个季度对仪器进行检查保养，并做好相关记录。

第 四 章

并发症与风险的预防处理规范

静脉血管通道装置包括外周静脉导管和中心静脉导管。中心静脉导管包括非隧道式中心静脉导管、隧道式中心静脉导管、经外周置入中心静脉导管和植入式输液港。中心静脉导管在置管及留置期间可能会发生一些并发症及风险事件，如果处置不当将会给患者带来危险。因此掌握血管通道并发症与风险的预防及处理规范尤为重要。

第一节　PICC 并发症预防及处理规范

一、导管异位的预防与处理

PICC 导管尖端的理想位置为上腔静脉与右心房的交界处。受置管静脉的解剖学和置管前导管的长度测量误差等因素影响，置管过程中 PICC 导管可能出现异位。导管异位是指在置管过程中，胸部 X 线片显示导管尖端位置位于其他静脉，不在上腔静脉，如腋静脉、对侧无名静脉、锁骨下静脉、同侧或对侧颈内静脉、奇静脉、左侧或右侧胸廓内静脉、心包横隔静脉、右心房或右心室等。

（一）预防方法

1. 准确测量导管置入长度。

2. 置管前对患者详细评估，了解有无手术史和外伤史等病史。向患者做好解释，避免患者过度紧张。

3. 协助患者取正确的穿刺体位，避免屏气、剧烈咳嗽、打喷嚏，儿童大声哭闹者可遵医嘱使用镇静药。

4. 穿刺首选贵要静脉，尽量避免选择头静脉置管，必须选择头静脉穿刺时，手臂与躯干的角度建议小于30°。

5. 采用短距离匀速送管的方式送管。送管到达肩部时，让患者头转向穿刺侧手臂，下颌骨靠近锁骨，防止导管进入颈内静脉。过度消瘦和不能偏头的患者，请助手用示指沿锁骨上缘横向向下压迫同侧颈静脉与锁骨上缘交汇处。送管至锁骨下静脉时，可将导丝向后退回3～5 cm，使导管尖端更柔软，可使导管顺应锁骨下静脉或颈静脉血流向下推至上腔静脉。

6. 可在B超引导下初步排除颈内静脉、锁骨下静脉和腋静脉的异位。另外建议置管后可保留导丝拍胸片定位，支撑导丝的保留增加了送管的力度和顺应性，提高异位时调整导管尖端位置的复位成功率。确认导管位置正常后，在无菌操作下撤出导丝，固定导管。

（二）处理措施

1. 根据异位的具体情况采取相应的处理方法。如需调整，建议在模拟定位机或数字胃肠机的引导下调整。调整时需重新消毒铺巾，严格无菌操作。

2. 凡是导管异位在复位操作之前，先必须将异位导管退出异位静脉再行复位操作。

3. 导管异位经调整无效则重新找血管穿刺，还可以借助介入科医师的帮助将导管放置到正确位置。

4. 常见异位静脉情况的处理方法

（1）异位颈内静脉者：据研究报道，PICC异位至颈内静脉是临床最常见的异位。

①体外重力复位：由于PICC导管在血液中呈漂浮状态，异位的头端有可能随着回心血流、液体输入、重力因素等自动复位到上腔静脉。故在临床工作中若发现PICC置管异位至颈内静脉时，可以先不用立即校正导管，在病情允许的情况下可建议患者做跳跃、爬楼梯、步行等活动再重新行X线摄片定位，如果置管末端仍位于颈内静脉再行处理。

②重新送管法：PICC 颈内静脉异位的原因排除肿块压迫、局部解剖变异等因素外，往往由于患者体位不当或不能有效曲颈引起，重新送管是临床最常用的复位方法。如患者异常紧张，先让患者饮温开水，安抚患者，使其放松后取去枕平卧位，撤出异位导管，指导患者下颌紧贴胸骨转向穿刺侧肩部，不能有效曲颈者可由助手压迫同侧锁骨上窝，操作者缓慢匀速送管至预定长度。若由于无导丝支撑，送管困难时，可用 20 mL 的注射器边冲 0.9%氯化钠溶液边送管。顽固异位者可让患者取坐位或半卧位，导丝退出 15 cm，以 20 mL 的注射器用 0.9%氯化钠溶液快速冲管，利用生理盐水的重力作用纠正异位，注意避免污染无菌区域。

（2）异位腋静脉者：据研究报道，腋静脉的异位发生率仅次于颈内静脉，临床上 PICC 异位至腋静脉后自动复位少见。由于解剖结构的特点，腋静脉异位后使用重新送管法复位成功率相对较低。

①重新送管法：先撤出异位导管，指导患者夹紧穿刺侧腋窝，助手用示指与中指按压住腋静脉入口处，同时辅以脉冲式冲管，利用冲击作用使导管通过头静脉与腋静脉的夹角进入锁骨下静脉。

②体外手法复位：患者取导管尖端方向的反向侧卧位，同时根据异位导管在血管的角度选择头低脚高位，由助手从导管连接器端脉冲式注入 0.9%氯化钠溶液，操作者将手掌呈碗状轻轻叩击导管附近的胸壁，从导管尖端向靶血管方向叩击，通过血管内外对导管施力，并借助重力作用使导管头端随着体位改变而进入上腔静脉。

（3）异位对侧锁骨下静脉者：排除血管变异、上腔静脉压迫综合征等导管无法送入上腔静脉的情况后，在模拟定位机或数字胃肠机下准确测量拔出长度，协助患者取半卧位，退出异位长度，助手指导患者做深呼吸，用 0.9%氯化钠溶液快速冲管，在患者呼气末吸气初期胸腔压力最小时送管。

（4）异位同侧锁骨下静脉者：异位同侧锁骨下静脉的常见原因是导管尖端返折，退管后将返折或打圈部分拉直后再送管。调整无效，则将导管保留于锁骨下静脉，按中长期导管使用时间保留，如有异常，及时拔管。

（5）导管置入过深进入右心房或右心室时，撤出过深部分导管使尖端位于最佳位置。

（三）处理流程（表4-1）

表4-1　导管异位处理流程

```
┌─────────────────────────────────────┐
│              导管异位                │
└─────────────────────────────────────┘
                  ↓
┌─────────────────────────────────────┐
│   在模拟定位机或数字胃肠机的引导下调整  │
└─────────────────────────────────────┘
                  ↓
┌─────────────────────────────────────┐
│       向患者做好宣教，取得配合        │
└─────────────────────────────────────┘
                  ↓
┌─────────────────────────────────────┐
│     重新消毒铺巾，严格无菌操作        │
└─────────────────────────────────────┘
                  ↓
┌─────────────────────────────────────┐
│          退出异位的导管              │
└─────────────────────────────────────┘
                  ↓
┌─────────────────────────────────────┐
│   根据异位的位置，采用相应的调整方法  │
└─────────────────────────────────────┘
                  ↓
┌─────────────────────────────────────┐
│           胸片X线定位                │
└─────────────────────────────────────┘
          ↙              ↘
┌──────────────────┐  ┌──────────────────────┐
│尖端位置正常，固定，│  │尖端位置未能到位，可据尖端│
│完成记录          │  │位置情况先做中期导管使用  │
│                  │  │或拔管重新穿刺置管        │
└──────────────────┘  └──────────────────────┘
```

二、导丝栓塞的预防与处理

　　导丝栓塞是指在置管过程中，由于各种原因导致导丝滑入体内，滑入体内的导丝可直接随血流进入体循环，成为导丝栓塞。导丝栓塞常发生于塞丁格穿刺置管术中。导丝栓塞可能的并发症包括心肌穿孔、心肌梗死、心脏瓣膜穿孔、心率失常、心搏骤停。还可能发生感染性并发症，包括继发性感染心内膜炎、真菌性动脉瘤、肺部感染。

（一）预防方法

　　1. 塞丁格穿刺操作者必须持证上岗，未经严格培训及考核合格的护士一律不能执行操作。操作过程中严格执行三查七对及操作规程。

2. 送导丝前必须检查导丝的完整性，若发现导丝前端分叉、弯曲或者变形需重新更换导丝，严禁再次送入体内或者进行修剪。

3. 送导丝过程中如果遇到阻力应缓慢轻柔退出导丝后再重新送入，严禁强行推送导丝。

4. 导丝推送受阻后退出导丝过程中，如遇到重大阻力不能退出导丝，则将穿刺针与导丝一起拔出，再重新穿刺。严禁暴力拔出导丝，以防导丝断裂滑入体内。

5. 操作过程中，应该注意导丝外留长度，导丝在穿刺点以外的部分须达15～20 cm，不可送入过多，以免导丝随血流慢慢滑入体内；送插管器的过程中注意观察导丝外留长度，以防将导丝带入体内。

6. 置入可撕裂型带扩张器置管鞘时，一定要捏住导丝；退扩张器和导丝时，左手固定置管鞘，右手中指和无名指夹住导丝，拇指和示指捏住扩张器一同退出置管鞘，拔出导丝后需检查导丝的完整性。

（二）处理措施

1. 导丝一旦滑入体内，置管者要冷静，不要惊慌，安抚患者情绪，置管侧肢制动，并立即在肢体近心端扎紧止血带，阻断静脉血回流，防止导丝随血流进入近心端血管和心脏。

2. 导丝若经颈静脉进入体内，立即将患者平卧，制动，安慰患者。

3. 报告主管医师及护士长。申请静脉输液专科或相关护理专家会诊，会诊人员酌情选择介入科或者血管外科会诊。

4. 用平车将患者转运至放诊科，进行 X 线定位，确定导丝在体内的位置，配合医师进行下一步处理。

5. 根据导丝末端位置选择合适的处理方案，若导丝末端位置在肢体部位，行静脉切开取出导丝，其他部位则采用介入方法取出导丝。

6. 导丝取出后应检查导丝的完整性，遵医嘱行 X 线检查明确导丝是否完整取出。

7. 取出导丝后，患者卧床休息。静脉切开取导丝后观察静脉切开处伤口有无渗血；介入方法取导丝后观察股静脉插管处有无渗血及下肢末梢血运情况，有不适及时处理。

8. 完善记录，及时报告不良事件。

（三）处理流程（表 4－2）

表 4－2 导丝栓塞处理流程

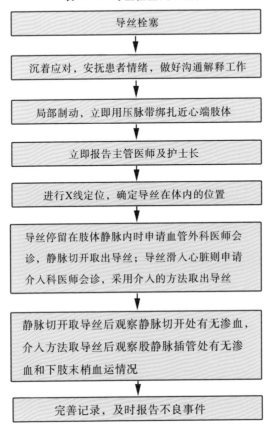

导丝栓塞

↓

沉着应对，安抚患者情绪，做好沟通解释工作

↓

局部制动，立即用压脉带绑扎近心端肢体

↓

立即报告主管医师及护士长

↓

进行X线定位，确定导丝在体内的位置

↓

导丝停留在肢体静脉内时申请血管外科医师会诊，静脉切开取出导丝；导丝滑入心脏则申请介入科医师会诊，采用介入的方法取出导丝

↓

静脉切开取导丝后观察静脉切开处有无渗血，介入方法取导丝后观察股静脉插管处有无渗血和下肢末梢血运情况

↓

完善记录，及时报告不良事件

三、导管堵塞的预防与处理

导管堵塞是指导管部分或完全堵塞，使液体或药液输注受限或受阻。导管堵塞不仅延缓患者治疗，增加感染概率，部分患者还会因导管堵塞而拔管。导管堵塞原因分为非血凝性堵塞和血凝性堵塞。

（一）预防方法

1. 正确固定导管，并确保导管尖端位于最佳位置。

2. 脉冲冲管，正压封管，封管采用 SAS（H）方式：生理盐水（S）—药物治疗（A）—生理盐水（S）—［肝素钠溶液（H）］。严格遵守冲管液、冲管容量以及冲管频率的使用规定。使用不含防腐剂的 0.9% 氯化钠溶液冲洗导管，最小冲管液量相当于导管及附加装置内部容积的2倍。三向瓣膜式导管选择0.9%氯化钠溶液封管，前端开口导管除出现血小板减少症、血友病及肝素过敏者外，建议选择肝素钠溶液封管。

3. 注意药物配伍禁忌。输注不同药物之间使用0.9%氯化钠溶液冲管，当药物与0.9%氯化钠溶液不相容时，可使用5%的葡萄糖溶液冲管后再用0.9%氯化钠溶液封管。

4. 输注大分子、高黏稠药品、血液及血液制品后，以及持续治疗超过12小时和前组输液速度快后组输液速度慢时要及时冲管。不能用含有血液和药液的盐水冲洗导管。

5. 及时评估导管功能，发现异常行X线定位，确定有无导管打折、扭结、盘绕。

6. 指导患者取恰当体位，避免打喷嚏、剧烈咳嗽、用力排便等增加胸腔内压力的活动，告知患者若发现导管内有回血时及时去医院处理。

（二）处理措施

1. 部分堵塞　切忌暴力冲管，以免导管损伤、破裂或造成血栓栓塞。应取下输液接头，用10 mL注射器直接连接导管尾端，尽量反复回抽，将血凝块从导管中抽出。注意勿将空气注入体内。

2. 非血凝性堵塞

（1）拍导管全长X线片，了解导管是否打折、盘绕，如打折、盘绕将导管拉直，并定位导管尖端位置是否在上腔静脉与右心房交界处，如尖端位置不在上腔静脉，则按中线导管使用。

（2）对于药物沉淀引起的导管堵塞，要分析导致导管堵塞的药物性质，灌注一定量的导管清除剂。怀疑pH值低于6的药物沉淀和钙或磷酸盐沉淀可灌注0.1%的盐酸溶液，pH值高于7的药物沉淀和易溶于碱性溶液的沉积物可灌注8.4%碳酸氢钠溶液或氢氧化钠0.1 mmol/L。脂肪乳剂所致的堆积物可选用70%的乙醇溶液（乙

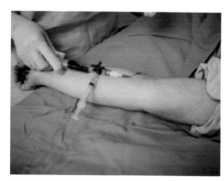

图4-1　导管血凝性堵塞负压再通

醇可能会损坏某些聚氨基甲酸乙酯材质的导管，使用前需阅读并遵循厂商使用指导说明）。导管通畅后将导管内的液体回抽丢弃，避免将药物冲入体内。

3. 血凝性导管完全堵塞 可采用尿激酶三通负压再通法（图4-1）：用 10 mL 注射器抽吸 5000 U/mL 尿激酶 2 mL，取下输液接头，连接三通，将尿激酶溶液注射器连接到三通上，再取 10 mL 或 20 mL 空注射器连接到三通上，先使导管与空注射器相通，回抽空注射器 5～6 mL，使导管内产生负压，再使导管与尿激酶相通，利用负压将尿激酶注入导管内，保留 15～30 分钟再抽吸导管。如不通则反复进行。如能抽到回血，则抽吸 2～3 mL 血液丢弃，再用 20 mL 0.9％氯化钠溶液以脉冲方式冲洗导管。如果仍然不能溶解堵塞物，可行放射造影检查，以便排除导管移位、导管损伤、导管外血栓形成等异常情况。

（三）处理流程（表 4-3）

表 4-3 导管堵塞处理流程

```
                    ┌─────────────────┐
                    │    导管堵塞      │
                    └────────┬────────┘
                             ↓
          ┌──────────────────────────────────────┐
          │  排除输液装置有无关闭、扭曲、堵塞      │
          └────────────────┬─────────────────────┘
                           ↓
      ┌──────────────────────────────────────────────┐
      │  检查导管，排除导管无折叠，确定导管堵塞类型    │
      └──────────────────────┬───────────────────────┘
                             ↓
          ┌──────────────────────────────────────┐
          │        健康宣教，取得理解和配合        │
          └────────────────┬─────────────────────┘
```

非血凝性堵塞：拍导管全长X线片，如导管打折、盘绕则将导管拉直，并定位导管尖端位置是否在上腔静脉与右心房交界处，如尖端位置不正常，则按照导管尖端具体位置，决定留置时间	血凝性堵塞：去除接头，接三通管，用5000 U/mL尿激酶，利用负压原理，反复多次回抽、松开，使尿激酶进入导管内溶解凝固的血液

血凝性堵塞：直至抽出回血，弃之，用20 mL 0.9%氯化钠溶液冲管、封管

向患者宣教避免导管回血的方法

做好记录并追踪

四、机械性静脉炎的预防与处理

PICC 置管后机械性静脉炎的发生率较高。多发生于置管后 48～72 小时，一周内最为多见。表现为穿刺点上方沿静脉走向的红、肿、热、痛症状（图 4-2）。

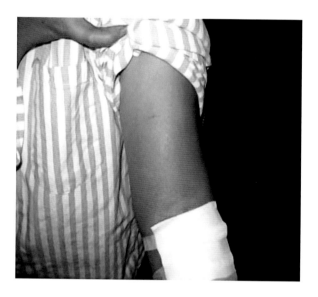

图 4-2 机械性静脉炎

（一）预防方法

1. 穿刺前介绍清楚置管目的、程序等，做好心理护理，降低患者心理应激反应的强烈程度。

2. 穿刺中保持与患者的良好交流，使患者处于放松状态。

3. 导管的选择 在满足治疗方案的前提下，选择管径最细，内腔最少的导管，导管直径与静脉直径之比≤45％。

4. 穿刺静脉的选择 置管首选贵要静脉，其次是肱静脉，最后是头静脉。要选择弹性好、回流通畅的血管，避开关节、瘢痕、伤口、感染以及曾经输注过高渗性或强刺激性药物的血管。

5. 穿刺部位的选择 尽量选择在肘窝上置管，可以避免屈肘动作对血管内膜的损伤。

6. 穿刺方法的选择 应避免创伤穿刺，送管动作应轻柔，匀速送管。

B超引导加改良塞丁格技术可以提高一次性穿刺成功率，减少对血管的损伤。

7. 妥善固定导管，以免导管移动对血管壁造成损伤；肘下置管者置管后 24 小时尽量不大幅度屈肘。置管侧手臂避免过度活动。

8. 置管后穿刺部位上方用 50～60 ℃温毛巾热敷，每天 3～4 次，每次 20～30 分钟，连续 7 天，或穿刺点上方外涂赛肤润或外贴水胶体敷料等预防静脉炎。

9. 每天观察穿刺点和穿刺点周围有无红、肿、热、痛、硬结等静脉炎表现，及早发现异常尽早处理。

（二）处理措施

1. 向患者说明情况，取得配合，并告知医师，遵医嘱进行相关处理。

2. 抬高患肢，促进静脉血液回流，缓解症状。

3. 静脉炎局部处理

（1）用温水沿静脉血管走向热敷，每天 3～4 次，每次 20～30 分钟，解除血管痉挛，扩张毛细血管，使血流加速，改善微循环，同时促进静脉内膜组织新陈代谢，从而缓解局部炎症反应，促进组织水肿消退。

（2）外贴水胶体敷料，可促进上皮细胞胶原蛋白的合成，加速微血管的增生，保持局部组织的正常生理代谢功能，同时保持局部低氧张力，促进毛细血管增生，改善缺血缺氧的症状，加快渗液的吸收，加速局部炎性、毒性物质的代谢和吸收，减轻疼痛和水肿。

（3）使用多磺酸黏多糖乳膏外涂并轻轻按摩，每天 2～3 次。多磺酸黏多糖通过抑制各种参与分解代谢的酶以及影响前列腺素和补体系统，起到抗感染作用。

（4）局部涂赛肤润，并给局部按摩，每天 3～4 次。赛肤润的主要成分是过氧脂肪酸脂，通过分子置换起到与环前列腺素类化合物相似的作用，诱导血管扩张，促进皮肤微循环。另外加硫酸镁湿热敷使血管平滑肌松弛，解除血管痉挛，扩张毛细血管，改善微循环，解除局部炎症。

（5）局部外涂地塞米松软膏，每天 2 次，有抗感染作用，在炎症早期可减少渗出、水肿，从而改善局部组织红、肿、热、痛等症状。

（6）中医认为静脉炎是输液过程中的穿刺损伤致局部脉络血行不畅，血瘀阻滞，不通则痛；气血不畅，凝聚肌块，津液输注受阻肿胀；瘀血内蕴，蕴久化热则局部发热；脉络损伤，血溢肌块或血热内蕴则局部发红。青黛、如意金黄散、青草膏具有清热解毒、活血化瘀、消肿镇痛、生肌的作用，局部外用，每天 2 次，对机械性静脉炎有较好的治疗作用。

（三）处理流程（表 4‑4）

表 4‑4　机械性静脉炎处理流程

穿刺点上方出现红、肿、热、痛等静脉炎表现
测臂围，报告医生、护士长，行血管彩超，排除血栓
抬高置管侧手臂，利于静脉血液回流
静脉炎局部外涂地塞米松软膏、多磺酸黏多糖乳膏、赛肤润等，或使用青黛、如意金黄散等中药外敷，并可行热敷
观察红、肿、疼痛消退情况，如症状加重，遵医嘱静脉抗感染治疗，无改善须报告医师，再次行血管彩超检查，明确有无血栓
加强健康宣教，取得患者理解和配合
做好记录并追踪

五、静脉血栓的预防与处理

静脉血栓是 PICC 较常见的一种并发症，部分文献报道有症状的导管相关性血栓发病率在 2.7%～16.7%，使用彩色 B 超筛查 PICC 血栓发病率达 51.4%。血栓形成的后果取决于血栓形成的原因、部位、速度、程度及代偿性侧肢建立情况，严重者可威胁患者生命。

（一）预防方法

1. 遵循主动静脉治疗的原则，PICC 置管最好在静脉用药前、置管前评估患者出现血栓的风险因素，风险因素包括但不限于：

（1）具有深静脉血栓形成病史。

（2）存在导致高凝状态的慢性疾病，比如癌症、糖尿病、肠激惹综合征、先天性心脏疾病或终末期肾衰竭。

（3）手术和外伤患者。

（4）危重患者；处于重症监护的非糖尿病患儿发生了糖尿病可能是静脉血栓栓塞的预测因子。

（5）已知存在凝血异常基因（比如：凝血因子 V 异常，凝血酶原基因突变）。

（6）怀孕或者口服避孕药。

（7）低龄儿童和老年人。

（8）有多次置入中心血管通道装置的病史；特别是置入困难或者损伤性置入以及存在其他血管内置入装置（比如起搏器）。

2. 选择适宜的血管通道器材，在满足治疗需要的前提下选择最小管腔、最小型号的导管（建议用超声测量静脉周径，导管管径与静脉周径比值≤45%）。

3. 置管前与患者进行有效沟通，缓解患者紧张情绪，避免血管痉挛；对于血容量不足的患者应补足血容量，使血管处于充盈状态。

4. 鼓励置管后尽可能用非药物方法来预防血栓

（1）指导患者早期进行握拳、旋转腕关节、屈肘（肘下置管者尽量少屈肘）、肩部运动（肩部避免角度过大的外展运动）及日常活动。

（2）长期卧床及偏瘫患者应予被动运动，以加速血液回流。可在穿刺点上方沿血管走向热敷或喷涂赛肤润，促进局部血液循环。

（3）避免取置管侧肢体的侧卧位，减少压迫以防止血流缓慢。

（4）适量饮水或补充水分，避免血液浓缩。

5. 根据导管的类型和患者的舒适度正确固定导管，以免导管移动损伤静脉内膜，并确保导管尖端位于上腔静脉与右心房的交界处。

6. 由经过规范培训的人员来进行规范化的导管置入和维护，严格遵守无菌操作原则及操作流程，减少相关感染的概率。

7. 置管 1 周内，重点观察，每班交接，有以下症状之一应及时处理

（1）沿静脉走向有红肿、疼痛等类似静脉炎的症状。

（2）置管侧肢体末端、肩膀、颈部或胸部有水肿、外周静脉怒张。

（3）患者主诉置管侧肢体、腋窝、肩膀、颈部或胸部疼痛。

（4）颈部或置管侧肢体末端运动困难。

（5）当上臂周径增加 2 cm 时行血管彩色 B 超检查是否有血栓形成。

（二）处理措施

1. 经彩色 B 超或血管造影检查诊断为血栓后，立即通知医师；如导管尖端位置正常，导管没有堵塞，且无感染证据时暂不拔管；如导管已没有作用，建议不要立即拔管，以免血栓脱落，在血栓形成后 2 周血栓机化后拔管比较安全。

2. 急性期抬高患肢超过心脏水平，患肢避免热敷、按摩、压迫，防止血栓脱落；注意患肢保暖，每日测量患肢、健肢同一水平臂围，观察对比患肢消肿情况；并观察患肢皮肤颜色、温度、感觉及桡动脉搏动。

3. 治疗方面

（1）抗凝治疗：对于留置时间较长的，只要导管仍在原位，就继续进行抗凝治疗。导管如果拔出，仍要坚持 3 个月的抗凝治疗。可以使用的药物有低分子肝素、磺达肝癸钠、普通肝素和华法林。华法林需要在停用非口服抗凝药物前 3 天开始口服，在治疗期间应监测国际标准化比值（INR），根据 INR 调整剂量，使 INR 维持在 2.0～3.0。

（2）溶栓治疗：因为溶栓的出血风险较大，而且没有大规模的临床试验证实溶栓确实能够减少血栓复发或者血栓后遗症发生率，美国胸科医师协会（ACCP）指南推荐溶栓适用于以下情况：症状严重，血栓涉及锁骨下静脉及腋静脉，症状不超过 14 天，上肢功能正常，预期寿命 1 年以上且出血风险低的患者。溶栓药物常用的有链激酶、尿激酶和组织型纤溶酶原激活物 rt-PA（阿替普酶）。

4. 上腔静脉滤器　除非有明显的肺栓塞风险（如漂浮血栓）和抗凝禁忌，对上肢导管相关性血栓不建议放置上腔静脉滤器。

5. 红肿部位可按机械性静脉炎处理。

6. 行抗凝、溶栓治疗时应密切监测凝血功能，严密观察患者有无头痛、视物模糊等颅内出血表现以及有无皮肤、黏膜、内脏出血表现。

7. 血栓累及腋静脉或更近端静脉者有发生肺栓塞风险，可能危及患者生命。护士要严密观察，如患者突然出现剧烈胸痛、呼吸困难、咳嗽、咳血、发绀，甚至休克，应考虑肺栓塞发生，需立即报告医师及时处理。

8. 加强心理护理，取得患者和家属的配合。

（三）处理流程（表4-5）

表4-5 静脉血栓处理流程

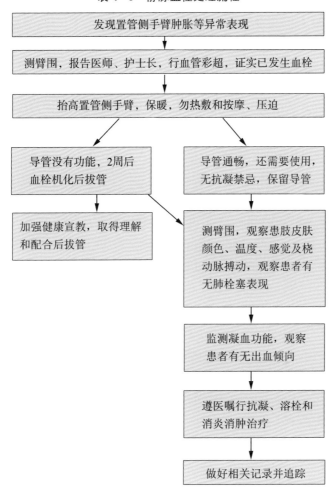

```
发现置管侧手臂肿胀等异常表现
            ↓
测臂围，报告医师、护士长，行血管彩超，证实已发生血栓
            ↓
抬高置管侧手臂，保暖，勿热敷和按摩、压迫
       ↓                    ↓
导管没有功能，2周后      导管通畅，还需要使用，
血栓机化后拔管           无抗凝禁忌，保留导管
       ↓                    ↓
加强健康宣教，取得理解    测臂围，观察患肢皮肤
和配合后拔管             颜色、温度、感觉及桡
                        动脉搏动，观察患者有
                        无肺栓塞表现
                            ↓
                        监测凝血功能，观察
                        患者有无出血倾向
                            ↓
                        遵医嘱行抗凝、溶栓和
                        消炎消肿治疗
                            ↓
                        做好相关记录并追踪
```

六、导管相关感染的预防与处理

导管相关感染是指血管内置入 PICC 导管有关的全身或局部感染的统称。按临床症状、感染部位将 PICC 导管相关感染分为 4 种类型。

1. 导管细菌定植　置管部位无感染征象而导管尖端半定量培养发现细菌≥15 cfu，或定量培养细菌≥10^3 cfu。

2. 局部感染　穿刺处 2 cm 以内皮肤有红肿、压痛或脓性分泌物（图 4-3），无全身症状。

3. 隧道感染 覆盖导管表面组织和置管处>2 cm的皮肤有红肿、压痛。

4. 导管相关血流感染（CR-BSI）是指带有血管内导管或者拔除导管48小时内的患者出现菌血症或真菌血症，并伴有发热（>38 ℃）、寒战或低血压等感染表现，除导管外没有其他明确的感染源，导管半定量和定量培养及外周静脉抽取血培养分离出相同的病原菌。具有下述任意1项即可诊断导管为感染来源。

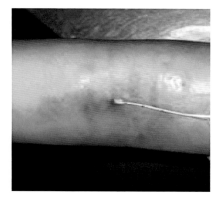

图4-3 PICC局部感染

（1）有1次半定量导管培养阳性（每导管节段≥15 cfu）或定量导管培养阳性（每导管节段≥1000 cfu），同时外周静脉血培养也呈阳性，并与导管节段为同一微生物。

（2）从导管和外周静脉同时抽血做定量血培养，两者菌落计数比（导管血∶外周血）≥5∶1。

（3）从导管和外周静脉同时抽血做定性血培养，中心静脉导管血培养阳性出现时间比外周血培养阳性至少早2小时。

（4）外周血和导管出口部位脓液培养均为阳性，并为同一类微生物。

（一）预防方法

1. 严格执行中心静脉导管集束化干预策略，包括最大化无菌屏障、手卫生、选择最理想的置管位置、应用2%的洗必泰对皮肤进行消毒、每天评估导管的必要性并及时拔除无需留置的导管。

2. 对置入和护理导管的医务人员进行教育和培训。

3. 所有输液接头都应该为螺口接口，并与PICC、输液器匹配，如怀疑被污染以及输液接头内有血液残留或系统完整性受损时，应立即更换。

4. 选用高渗透性的透明敷料，妥善固定导管，尽量减少对已留置导管的不必要的触动，敷料松动、潮湿或怀疑被污染时及时更换。

5. 必要时使用含预防感染设计或抗菌物质的导管。

6. 输注药物前，使用乙醇用力擦拭输液接头至少15秒，彻底消毒输液接头。

7. 对于年老体弱，尤其是诸如糖尿病、恶病质及白细胞极低等免疫力差的患者，应加强基础疾病的治疗，提高机体免疫力。

8. 加强对患者及家属的教育，提高自我护理能力。

（二）处理措施

1. 穿刺点局部或隧道感染，穿刺点可局部外涂莫匹罗星软膏，每天 3～4 次。如有脓性分泌物应做细菌培养，遵医嘱使用抗生素。革兰阳性菌感染穿刺点可使用 0.5%～1% 活力碘湿敷穿刺点，革兰阴性菌感染可使用庆大霉素湿敷穿刺点，每天 2 次。注意妥善固定导管，每班交接，防止导管脱出。如感染不能控制应拔除导管。

2. 怀疑细菌定植或 CR-BSI 时，停止经导管输液，可用抗生素溶液封管（万古霉素或其他头孢类或据血培养结果选择敏感抗生素）3～7 天。

3. 出现以下情况时需拔除导管

（1）当保留导管的患者出现难以解释的持续发热或严重感染、感染性休克时。

（2）患者合并严重的疾病状态（低血压、低灌注状态和脏器功能不全等）。

（3）当患者出现念珠菌菌血症时应立即拔除导管。

（4）致病菌为金黄色葡萄球菌、铜绿假单胞菌、真菌或分枝杆菌引起的 CR-BSI，建议拔除导管。

（5）伴有以下情况的 CR-BSI 患者均应拔除导管：严重感染、化脓性血栓静脉炎、感染性心内膜炎、致病菌原体经敏感抗生素治疗 72 小时以上仍有血流感染。

4. 遵医嘱使用抗生素

（1）经验性抗生素治疗：临床诊断导管相关血流感染的患者，应根据患者疾病严重程度和病原微生物的流行病学，选用可能覆盖病原微生物的抗生素药物。鉴于金黄色葡萄球菌是导管相关血流感染最常见的病原菌，且存在高耐药性，因此应将多肽类抗生素作为导管血流感染经验性治疗的首选药物。若考虑导管相关血流感染的病原微生物是真菌时，应给予经验性抗真菌治疗。

（2）目标抗生素应用及疗程：抗生素治疗反应好，无免疫低下或心脏瓣膜病或血管内假体可进行短疗程治疗，一般 2 周内。金黄色葡萄球菌引起的导管相关血流感染，抗生素药物治疗至少 2 周。一旦诊断为念珠菌导管相关血流感染，应立即进行抗真菌治疗，疗程至临床症状消失和血培养最后一次阳性后 2 周。凝固酶阴性葡萄球菌致病力相对偏低，建议抗生素治疗 5～7

天。肠球菌引起的导管相关血流感染,一般拔管后敏感抗生素治疗7～14天。多重耐药的G⁻杆菌引起的导管相关血流感染,最初用2种不同抗G⁻杆菌的抗生素联合用药,降阶梯治疗至1种,疗程7～14天。

5. 监测患者体温变化,发热患者按医嘱行物理或药物降温,保持口腔和皮肤清洁。

6. 患者加强营养,提高自身抵抗力。

(三) 处理流程 (表4－6)

表4－6 导管相关感染处理流程

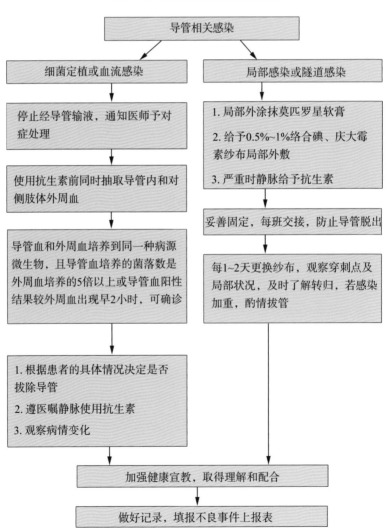

七、皮肤反应的预防与处理

皮肤反应包括皮肤过敏和皮肤张力性损伤。皮肤过敏是患者过敏体质、汗液刺激、敷料透气性差、抗肿瘤药物毒性反应等各种原因造成的，先后出现局部皮肤瘙痒、皮疹或潮红、湿疹样小疱甚至破溃（图4-4）。张力性损伤是由于透明敷料粘贴方法不正确，敷料粘贴过紧或拉伸敷料后粘贴，导致敷料下皮肤张力变化引起的皮肤损伤。表现为敷料边缘部位有红斑、水疱，而敷料中央区域的皮肤正常。

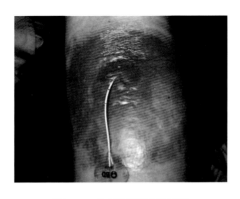

图4-4 穿刺点周围皮肤过敏

（一）预防方法

1. 每天观察穿刺点及周围皮肤的完整性。

2. 合理选择消毒剂、敷料、导管。对敷料过敏者使用无致敏性的敷料或水胶体敷料及纱布等。

3. 对患者及家属进行导管维护及预防并发症的教育。

4. 皮肤消毒剂自然干燥后再粘贴敷料，粘贴敷料前使用皮肤保护膜均匀涂抹于敷料粘贴部位，有效隔离分泌物和黏胶的刺激，待干后再无张力粘贴敷料。

5. 指导患者出院后到有专业培训人员的医疗机构进行导管维护。

（二）处理措施

1. 确认为对PICC材质过敏者立即拔除导管。

2. 皮肤过敏者寻找过敏源，去除病因并避免再次接触。对敷料过敏者改用抗过敏敷料，如水胶体敷料、藻酸盐敷料等，也可使用无菌纱布换药，敷料外再用弹力网套固定，避免导管位置移动。

3. 对皮肤张力性损伤面积较大者，可暂时改用无菌纱布或水胶体敷料覆盖。

4. 局部治疗

（1）急性期皮疹：无渗液，皮损为轻度红斑、丘疹、小水疱时，可用炉甘石洗剂外搽。有渗液时，可用3%的硼酸或0.9%氯化钠溶液湿敷，症状轻者每天2~3次，每次30~60分钟，晚间涂擦硼酸氧化锌软膏，严重者可采用持续湿敷的方法。伴有感染时可使用莫匹罗星软膏外涂，每天3次。注意要避开穿刺点。

（2）亚急性皮疹：皮疹干燥后，外涂地塞米松或氢化可的松软膏，每天2~3次，注意避开穿刺点。

（3）慢性期皮疹：可选用地塞米松或氢化可的松软膏或霜剂，每天2~3次，或鱼石脂软膏等。

5. 全身治疗 遵医嘱口服或肌注抗过敏的药物，继发感染者可使用抗生素。

（三）**处理流程**（表4-7）

表4-7 皮肤反应处理流程

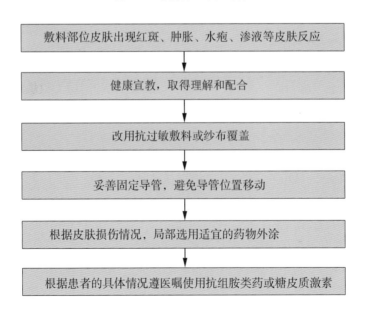

八、导管破损或断裂的预防与处理

导管破损或断裂是 PICC 置管后严重的并发症，如导管体外破损未被及时发现，可导致导管断裂，断裂的导管可随血液回流进入患者体内形成导管栓塞；如体内断裂，导管将直接随血流进入体循环，成为导管栓塞。

（一）预防方法

1. 穿刺前，用 0.9％氯化钠溶液预冲导管，仔细检查导管有无渗漏处，如破损应立即处理。

2. 穿刺时，避开利器

（1）尽量避免将导管经置管鞘反复外撤送入，减少置管鞘边缘损伤导管的概率。

（2）修剪三向瓣膜导管尾端导管时，必须将导管修剪平整，并将连接器金属部分完全连接导管内，再将导管与减压套筒连接并锁牢。

（3）使用切割器修剪前端开口导管时，正确选择配套的切割口，在导管进入切割器前，完全拉起切割刀片，检查切割刀孔内确实处于通畅无刀片状态才能放入导管，并一次性修剪到位。

（4）送导管遇阻力时不可强行送入。

3. 导管留置期间，指导患者置管侧手臂不提举重物和做引体向上的动作，避免剧烈运动。

4. 维护中的注意事项

（1）正确固定导管，避免导管打折，不要在导管处缝合和缠绕胶带。患者躁动时适当约束。

（2）使用大于 10 mL 的注射器冲管，冲管时遇到阻力勿暴力冲管，避免在非耐高压导管上使用高压泵。

（3）每次冲、封管时注意观察导管体外部分有无渗漏，怀疑有体内部分渗漏时行血管造影检查确认。

（4）聚亚氨酯类导管避免接触乙醇，避免引起导管老化断裂。

（5）导管达到使用寿命时及时拔管，以免导管老化断裂。在拔管遇到阻力时切忌用力拔管，对患者进行心理疏导，解除紧张情绪，调整手臂位置或对静脉部位热敷 10～20 分钟后慢慢拔出导管。拔出后观察导管是否完整，以防导管断裂在血管内。如拔出导管时发现导管不完整，应进行胸部 X 线检查或者进行进一步评估。

（二）处理措施

1. 三向瓣膜式导管体外部分破损或断裂的修剪

（1）导管体外部分破损：当导管破损的部位发生在体外，可采用修复导管的方法。先安置患者平卧，置管侧上肢外展 90°，小心地拆除原有敷料，检查导管的破损部位，以确定剪断导管的位置。准备一个规格相同的备用连接器，打开无菌换药包，戴无菌手套，用乙醇、皮肤消毒剂消毒导管外露部分和穿刺点周围 20 cm 的范围各 3 遍。用无菌剪刀以直角剪断导管破损部分，去掉受损导管，安装连接器，确定减压套筒与金属柄锁牢，在连接器上接好注射器，抽回血确定导管通畅，用 20 mL 0.9％氯化钠溶液冲洗导管，连接输液接头后再次冲管，用透明敷料及胶布妥善固定导管，拍片定位，导管尖端如在上腔静脉，则可继续使用，导管尖端如不在上腔静脉则作为中期或短期导管使用。

（2）导管体外部分断裂：逆穿刺点方向小心揭开敷料，隔着敷料按压住体外导管残端，避免断裂的导管进入体内，按上述步骤修剪导管，并拍片定位。

2. 前端开口式导管体外部分发生破损或断裂时只能拔管。

3. 导管体内部分破损　拔除导管。为避免导管断裂，操作时沿与皮肤平行的方向慢慢拔出导管，并在床旁备止血带，做好导管可能断裂的准备。

4. 导管体内完全断裂

（1）快速反应，加压固定导管，用手指按压导管远端的血管或立即在上臂腋部扎止血带，止血带捆扎要足够紧，以限制静脉血流，但不能限制动脉血流。

（2）患者制动，每隔 5 分钟评估止血带远端的脉搏。

（3）行影像学检查，确定导管位置，确定 PICC 断端位置，决定下一步处理措施。

（4）如断端仍滞留在外周静脉内，可行静脉切开术取出体内留置的导管。

（5）对于已位移至中心静脉甚至右心房的导管断裂段，应立即在 X 线监视下用介入法进行血管内异物抓捕术。术后卧床 24 小时，给予支持、止血、抗感染治疗，密切观察伤口出血情况。

（三）处理流程（表4‐8）

表4‐8 导管破损处理流程

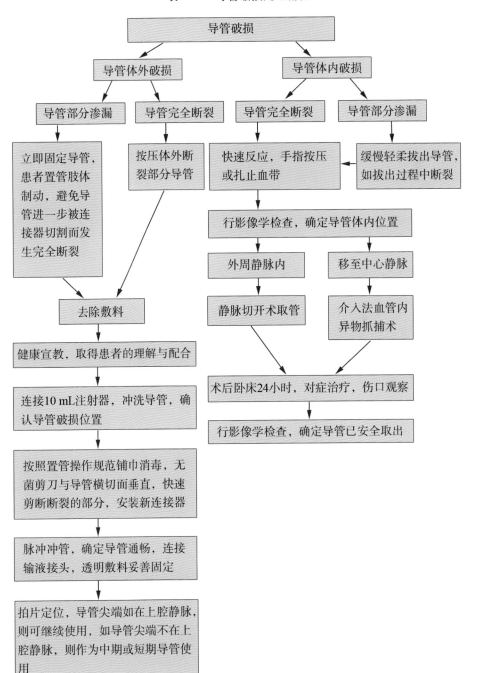

九、导管拔管困难的预防与处理

绝大多数的 PICC 导管均可顺利拔出，但仍有极少数患者会出现不同程度的拔管困难。拔管困难可能与纤维蛋白鞘形成、血管痉挛、静脉炎、血栓形成、感染、导管末端内皮化及导管在血管内打结等有关。注意不可强行拔出导管，以免造成导管断裂及血管组织损伤。

（一）预防方法

1. 将导管尖端保持在适宜位置可以防止血栓形成。

2. 每次使用和维护导管时应评估导管功能，及时处理相关并发症如渗液、堵塞等。

3. 拔管前向患者做好解释，避免紧张。

4. 轻柔地、缓慢地拔出导管。

（二）处理措施

1. 感觉有阻力时应停止拔管，进行热敷，指导患者开合手掌或旋转手臂以改善血液循环，20～30 分钟后再尝试拔管。

2. 抚摸或适当按摩上肢，让患者放松，使血管松弛。

3. 持续性的拔出遇到阻力应考虑行放射检查，排除感染、血栓形成或导管打结。

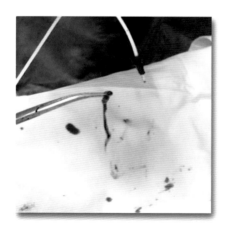

图 4-5　导管尖端形成纤维蛋白鞘

4. 以上处理无效应申请介入科或血管外科医师会诊。

5. 导管与血管粘连或纤维蛋白鞘（图 4 - 5）形成致拔管困难，则需要手术取出导管。

6. 拔出后观察导管是否完整，以防导管断裂在血管内。

（三）处理流程（表 4 - 9）

表 4 - 9 导管拔出困难处理流程

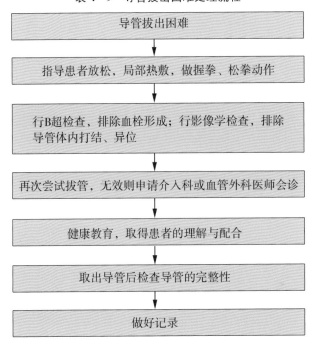

导管拔出困难

↓

指导患者放松，局部热敷，做握拳、松拳动作

↓

行B超检查，排除血栓形成；行影像学检查，排除导管体内打结、异位

↓

再次尝试拔管，无效则申请介入科或血管外科医师会诊

↓

健康教育，取得患者的理解与配合

↓

取出导管后检查导管的完整性

↓

做好记录

第二节 其他风险预防及处理规范

根据国务院颁布的《医疗事故处理条例》制定医疗风险防范及应急预案，帮助护理人员及时有效地预防、识别、分析、评估、处理和监控医疗风险，提高医务人员对医疗风险的防范意识和能力，保障医疗安全。血管通道专科技术为侵入性操作，存在着高风险性，制定有效的、可操作的风险预防及处理规范有利于保障其安全性。

一、置管患者突发病情变化的预防与处理

血管通道置入属于一项侵入性操作，置管过程中可能会发生各种病情变化，如：误入动脉、空气栓塞、晕针等，严重者可危及生命。如果无法对这些置管风险进行有效干预与及时解决，将会诱发严重后果，给患者健康甚至生命安全造成严重威胁。所以做好突发病情变化的预案及相应药物设备准备，及时发现及正确处理各种并发症，可以使医疗风险事件所诱发的不良后果降至最低。

（一）预防

1. 血管通道置管室必须备有各种抢救器械设备，如气管切开包、氧气、急救药物等，抢救设备处于应急状态，性能完好，定位放置，定期检查维修，专人管理，除抢救外任何情况下都不得挪用。

2. 置管操作应严格按照《静脉治疗护理技术操作规范》要求，由具备操作资质的专业人员执行。

3. 做好置管前的评估，严格评估患者适应证与禁忌证。

4. 做好置管前的健康宣教，交代详细注意事项，帮助患者保持情绪稳定。置管前一晚早睡，保证足够的睡眠时间，尽量避免空腹置管。

5. 操作前应执行查对制度，对患者执行两种以上的身份识别，询问过敏史。询问患者有无进食，有无晕血等病史，以做好对应处理。

6. 置管人员严格遵守置管操作规程，置管期间严密观察病情，发现患者不适，立即做紧急处理。

（二）处理

1. 患者出现胸闷、呼吸困难、面部潮红等异常情况时，立即停止置管，分析不适的原因，如为气体栓塞所致，予上氧，取左侧卧位，同时做好心理安慰；如心理紧张所致，加强与患者沟通，减轻患者的心理恐惧；如为过敏反应，报告主管医师，遵医嘱予抗过敏处理，必要时与家属联系。

2. 患者有晕血病史的，备好抢救器械及药品，遮挡好患者，勿让患者看到血液，避免出现不良反应。

3. 发生病情变化及时报告护士长及主管医师，协助处理；置管人员守候在患者身旁至病情缓解，加强病情观察，同时继续进行心理护理。

4. 如在血管通道中心置管紧急处理后，病情未缓解，立即通知主管医师及患者所在科室护士长，遵医嘱执行下一步的处理。

5. 对血管通道的置管过程、抢救处理及转归进行记录。

二、中心静脉导管拔管窘迫综合征的预防与处理

中心静脉置管术（CVC）因操作简单，建立迅速，现已被广泛应用于各种手术中，其并发症有气胸、血肿、感染、血栓形成等。CVC 拔管窘迫综合征并不常见，一旦发生，情况十分危急，医护人员应该早发现、早救治，使患者在短时间内转危为安。加强业务学习，提高对病因的认识，制定相关的抢救流程和应急预案，有利于降低发病率，提高疾病治愈率。

（一）概念

1. CVC 拔管窘迫综合征（CVC removal distress syndrome）的定义　又称中心静脉导管拔管意外综合征，是指中心静脉拔管后发生高血压、心动过速等并发症的临床过程。

2. CVC 拔管窘迫综合征的常见临床表现　高血压、心动过速、低氧血症及面部潮红，部分患者还会出现机体无力、偏瘫甚至全瘫，有时该综合征会引发癫痫，严重时患者出现血压下降、面色苍白等休克症状，甚至导致死亡。

3. CVC 拔管窘迫综合征的原因

（1）空气栓塞，如胸腔负压增大，体位的影响，非封闭性敷料的使用等。

（2）血栓，如拔管时血栓脱落导致栓塞。

（3）神经刺激等，拔管时机械刺激导致迷走神经张力增加，出现血压下降、心率减慢甚至休克；压迫止血用力过大刺激颈动脉窦，致使血压下降等。

（4）其他，如患者自主神经系统不稳定等。其中空气栓塞是引起 CVC 拔管窘迫综合征最常见的原因。

（二）预防

1. 拔管时患者取去枕平卧位，有条件者，采取头低足高位。参见第三章第三节"经外周静脉穿刺中心静脉导管固定操作流程"。

2. 指导患者屏气，在屏气时拔出中心静脉导管，拔管时动作轻柔、匀速，拔管遇阻力时切不可强行拔出，应立即进行影像学检查。

3. 中心静脉导管拔出后立即按压穿刺点，并检查导管完整性，如有缺失立即行影像学检查，并寻求专科支援。

4. 拔出导管后按压穿刺点 5 分钟以上，如有凝血功能障碍，应延长按压时间，并采用无菌密闭式敷料覆盖 24 小时。

5. 拔出导管后平卧至少 30 分钟，以保持稳定的中心静脉压和胸腔压力。

6. 拔出导管后对患者进行知识宣教，交代患者不应立即进行剧烈运动、深呼吸、剧烈咳嗽等。

（三）处理

CVC 拔管窘迫综合征多为突发，且发生时患者情况较为危急，临床上以抢救患者生命为先，在生命体征平稳后再给予对症治疗。紧急处理主要包括以下五个步骤：

1. 立即通知医师，并给予患者头低足高位。

2. 保持呼吸道通畅，立即给氧，有条件的情况下还可使用高压氧舱治疗。

3. 行心电监护，监护患者的血压、心率、心律以及血氧饱和度等。

4. 观察患者瞳孔大小、对光反射和神志及肌力变化，如发生变化需再次通知医师。

5. 对症处理，根据医嘱抽取静脉血监测 D-二聚体浓度和动脉血气分析。如果是血栓引起的拔管窘迫综合征，给予溶栓治疗。若是空气栓塞，则应立即以密闭敷料堵塞空气进入点，取左侧卧位，让患者屏住呼吸，防止空气进一步进入体内。

三、血管通道仪器故障的预防与处理

在血管通道置入过程中需要用到各种仪器，如数字化胃肠机、血管超声机、血管通道超声-ECG 一体机等，它们的正常运作是血管通道顺利置入的保障，所以除了做好常规养护和管理工作，血管通道仪器故障的预防和处理方法也尤为重要。仪器使用人员需要熟悉故障的预防及处理，保证仪器的正常运行。

（一）数字化胃肠机故障的预防及处理

1. 预防

（1）规范数字化胃肠机的操作流程，经过培训合格的人员才能操作数字化胃肠机。

（2）数字化胃肠机系统应每年进行安全检查一次，易损部件应及时更换。

（3）数字化胃肠机系统每年进行预防维护一次。

2. 处理

（1）仪器出现故障后，向患者做好解释工作，协助其离开数字化胃肠机。同时，予心理安抚，避免纠纷。

（2）数字化胃肠机系统移动床不断移动，不能控制，应立即按下移动床缘上的红色按钮，断开电源。

（3）数字化胃肠机系统照相机镜头不停地移动，不能控制，应立即按下移动床缘上的红色按钮，断开电源。

（4）诊疗床不能移动，不能曝光，显示错误：Table control fault. Error number：3140002（以飞利浦 Duo Diagnost 数字胃肠机为例）。开机时出现该错误，重新启动，如问题依旧存在，根据错误提示，检查诊疗床的位置有无异常，如诊疗床的角度异常，需要打开机器底座的盖板，用一根导联线把电路板上的两个黄铜接线柱连接起来，这样机器会屏蔽掉所有的触点开关。重新启动机器，错误提示消失，可以断定这个错误是由于诊疗床垂直位的触点开关被触发引起的。打开机器后，把诊疗床移动到正常位置，关闭机器，去除接线柱的短接线，使机器的触点开关功能恢复，重启机器。

（5）诊疗床可移动，不能曝光，不能读取患者信息，显示错误：Image memory fault. Error number：4201002。故障分析与处理：错误提示"图像存储失败"。怀疑是存储患者信息和图像的硬盘出现问题，或是操作台和图像存储主机之间的通信出现问题。将所有的通信线重新拔插一次，检查有无异常，再打开图像存储主机，检查主板、电源及硬盘的连接线。重新开机，如问题仍没有解决。同时按 Ctrl＋Alt＋Home 键，进入机器的维修模式，选择 Format，格式化硬盘，键入 Y 后，机器开启硬盘格式化程序，时间大约 30 分钟。硬盘格式化完毕后，重启机器，错误提示消失，问题解决。此外，由于该类机器的硬盘容量有限，又需要存储大量患者图像，硬盘很容易存满，存满后需要删除患者图像，当图像存储有问题又无法删除，硬盘就会出现问题。只需按照上述方法格式化硬盘，问题即可解决。

（6）如经上述处理仍未能纠正，立即上报护士长及维修人员，进行故障处理。

（二）血管 B 超机故障的预防及处理

1. 预防

（1）B 超机由专人管理、专柜存放，避免机器碰撞，操作完毕及时用清水抹布或者软抹布擦净探头上的耦合剂。

（2）规范 B 超机的操作流程，对工作人员进行严格培训，合格后才能独立操作。

（3）每个季度对 B 超机进行检修保养。

2. 处理

（1）仪器出现故障时，向患者做好解释工作，予心理安抚，避免纠纷。

（2）B 超机无法启动，检查电源是否连接，或插座有无电源。

（3）B 超机显示器图像固定，无改变，呈现照相状态，将显示器下方的照相键按下，直到出现所需操作图像。

（4）B 超机图像失真：按下显示器下方的图像调整功能键，直到出现所需比例的图像。

（5）如经上述处理仍未能纠正，立即上报护士长及维修人员，进行故障处理。

四、医务人员职业暴露的预防与处理

目前，医务人员面临着严重的职业暴露问题。1984 年，全球报道了第一例医务人员因为职业暴露感染 HIV，引起了全世界人们的关注。医务人员通过与具有传染性疾病的患者接触从而引起被感染的危险，已经成为一个在医疗卫生领域内被广泛关注的职业问题。我国原卫生部先后颁布了《医务人员艾滋病病毒职业暴露防护工作指导原则（试行）》和《血源性病原体职业接触防护导则》等，为各医院处理职业暴露提供指引。

（一）概念

医务人员职业暴露，是指医务人员在从事诊疗、护理活动过程中接触有毒、有害物质，或传染病病原体，从而损害健康或危及生命的一类职业暴露。

（二）预防

1. 重视培训，提高职业暴露防范意识　职业暴露的发生与医务人员缺乏职业防护相关知识密切相关，医院应针对各类人员发生职业暴露的原因，采用多种方式分别强化培训，培训内容包括职业暴露的概念、高危因素、标准预防的内容、防护技能、避免职业暴露的技巧、发生职业暴露后的处理原则等。

2. 培养良好的规范操作习惯，做好个人防护，避免职业暴露　医务人员在进行各项诊疗操作时，应遵照标准预防原则，即认定所有患者的血液或体液、分泌物、排泄物均具有传染性，必须合理、正确、适时地采用口罩、手套、护目镜、隔离衣等防护措施。

3. 加强职业暴露监督和管理　医院感染管理委员会要充分发挥管理中的主导作用，通过各种方法加强医院安全文化的建设，同时大力推广带防针刺伤装置的锐器或无针系统的使用，有效促使医务人员遵守安全操作流程，减少职业暴露的发生。

（三）血液、体液职业暴露的预防措施

1. 医务人员进行有可能接触患者血液、体液的诊疗和护理操作时必须戴手套，操作完毕，脱去手套后立即洗手，必要时进行手消毒。

2. 在诊疗、护理操作过程中，有可能发生血液、体液飞溅到医务人员的面部时，医务人员应当戴口罩、防护眼镜；有可能发生血液、体液大面积飞溅或者有可能污染医务人员的身体时，还应当穿戴具有防渗透性能的隔离衣或者围裙。

3. 医务人员手部皮肤发生破损，在进行有可能接触患者血液、体液的诊疗和护理操作时必须戴双层手套。

4. 医务人员在进行侵袭性诊疗、护理操作过程中，要保证充足的光线，严格遵守规范的操作流程，正确处理锐器，注意防止被注射针、缝合针、刀片等锐器刺伤或者划伤。如发生锐器伤或者划伤应立即对症处理。

（四）暴露后的处理流程（表4-10）

表4-10 职业暴露后处理流程

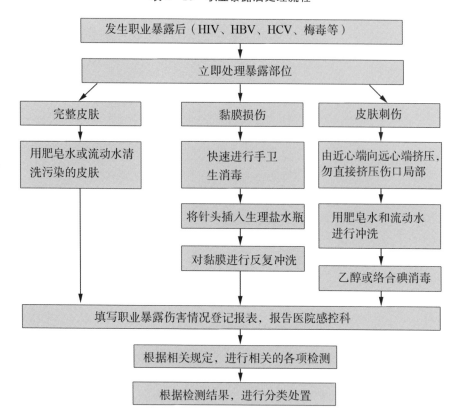

五、针刺伤的预防与处理

针刺伤是指在工作中由医疗锐器，如注射针、穿刺针、手术刀、剪刀等引起的皮肤损伤，是当今医务人员所面临的最严重的职业危险因素之一。世界卫生组织报道，每年约有200万名医务人员遭受经皮损伤所致的感染性疾病。护理人员每天与各种针具频繁接触，其针刺伤及由针刺伤所致的血源性传染病的发生率均高于其他医务工作者，护理人员针刺伤的发生率甚至高达70%。在发展中国家，针刺伤所致感染事件几乎占全球的90%。因此，有效预防和管理医务人员针刺伤非常必要。

（一）针刺伤的预防

1. 在进行侵袭性操作过程中，要保证充足的光线，注意防止被针头、缝合针、刀片等锐器刺伤或划伤。

2. 采用新技术安全型装置，如使用有安全保护装置的注射器、穿刺针等。

3. 消除不必要的锐器和针具，如使用适宜的电灼器、钝化工具和 U 形针具等。

4. 使用带有刀片回缩处理装置的或带有刀片废置一体化装置的手术刀，以避免装卸刀片时被手术刀伤害。

5. 手术中传递锐器应使用传递容器，以免损伤医务人员。

6. 锐器用完后应直接放入防穿刺、防渗漏、有警示标识（或安全标识）和中文警示说明的锐器盒中，以便进行适当处理。

7. 禁止重复使用一次性医疗用品。禁止弯曲被污染的针具，禁止用手分离使用过的针具和针管，禁止直接接触污染的针头、刀片等锐器，禁止双手回套针帽，如需盖帽只能单手盖帽或借用专用套帽装置。

8. 禁止用手直接拿取被污染的破损玻璃物品，应用刷子、垃圾铲或夹子等器械处理。

9. 处理污物时，严禁用手直接抓取污物，尤其是不能将手伸入垃圾容器中向下压挤废物，以免被锐器刺伤。

（二）针刺伤的处理

1. 局部处理措施

（1）用肥皂水和流动水清洗污染皮肤，用 0.9％氯化钠溶液冲洗黏膜。

（2）有伤口的，立即用流动水冲洗伤口，从近心端向远心端轻轻挤压伤口，尽可能挤出损伤处的血液，禁止伤口的局部挤压。

（3）用肥皂水和流动水清洗伤口之后用 75％乙醇或者 0.5％碘伏消毒，包扎伤口。被暴露黏膜应当用 0.9％氯化钠溶液反复冲洗。

2. 填写职业暴露登记表，同时向科室负责人报告，负责人审核并签名，报告医院感染科并核实患者有无血源性传染的情况。

3. 根据患者血源性病原体结果做相应处理

（1）患者意外暴露后乙型肝炎预防。①在意外接触 HBV 感染者的血液和体液后，应立即检测 HBVDNA、HBsAg、抗- HBs 抗体、HBeAg、抗- HBc 抗体、ATL 和 AST，并在 3 个月和 6 个月后复查。②如已接种过乙型肝炎疫苗，且已知抗- HBs 抗体≥10 IU/L 者，可不进行特殊处理。③如未接种乙型肝炎疫苗，或虽接种过乙型肝炎疫苗，但抗- HBs 抗体＜10 IU/mL 或抗- HBs 抗体水平不详，应立即注射 HBIG200～400 IU，并同时在不同部位接种一针乙型肝炎疫苗（20 μg），于 1 个月和 6 个月后分别接种第 2 针和第 3 针乙型肝炎疫苗（各 20 μg）。

（2）患者 Anti-HCV（＋），医务人员 Anti-HCV（＋），继续追踪肝功能。医务人员 Anti-HCV（－），予因特芬 300 万 U 皮下注射，疗程 28 天，暴露后 45 天追踪 Anti-HCV。

（3）患者梅毒苍白螺旋体（TP）（＋），查 TP 抗体，医务人员预防性注射长效青霉素 QW×2 次，暴露后 45 天追踪 TP。追踪检查如发现阳性指标按相关规定处理。

（4）患者 HIV（＋），医务人员抽血检查 Anti-HIV，在上级医院及专家的指导下，应当对其暴露的级别及暴露源的病毒载量水平进行评估和确定，并做出相应处置。预防性用药应当在发生暴露后尽早开始，最好 4 小时内实施，最迟不超过 24 小时；即使超过 24 小时，也应当实施预防性用药。医学观察 2 年，暴露后 4 周、8 周、12 周、6 个月，2 年追踪抗- HIV，如发现阳性指标按相关规定处理。

第 五 章

健康教育

健康教育是指通过有计划、有组织、有系统的社会教育活动，促使人们自愿地改变不良的健康行为和影响健康行为的相关因素，消除或减轻影响健康的危险因素，预防疾病，促进健康和提高生活质量。2013年国家卫计委颁布的《静脉治疗护理技术操作规范（WS/T 433—2013）》及美国INS 2016年版《输液治疗实践标准》规定临床医护人员应对患者和照顾者进行静脉治疗、导管使用及维护、携带通路装置的日常生活活动等相关知识的教育。

第一节 血管通道工具的选择

血管通道是指通过血管通道穿刺工具，建立一条使药物、血液等进入人体血液循环的出入通道。血管通道工具的合理选择有赖于全面、系统的主动评估。2013年国家卫计委颁布的《静脉治疗护理技术操作规范（WS/T 433—2013）》及美国INS 2016年版《输液治疗实践标准》规定护士在操作前应评估患者的年龄、病情、过敏史、静脉治疗方案、药物性质、穿刺部位皮肤情况和静脉条件等，根据治疗方案、预期治疗时间、血管特征、输液治疗史、可供使用的医疗资源，充分尊重患者的权益并考虑其对血管通道装置（VAD）位置的偏好，选择合适的血管通道装置。

一、药物对血管的影响

（一）药物酸碱度对血管的影响

1. 药物酸碱度的概念

溶液酸碱度是表示溶液酸性或碱性程度的数值，即水溶液中氢离子浓度的负对数，用 pH 值表示。溶液的 pH 值是液体药物最基本的化学性质之一，也是影响输液性静脉炎发生率的重要因素之一。正常人体血浆的 pH 值为 7.35～7.45，pH<5.0 或>9.0 时会引起静脉内膜损伤，出现化学性静脉炎。

2. 药物酸碱度对血管内膜的影响

静脉输入药物可引起血浆 pH 值改变，pH 值过高或过低均可导致酸碱平衡失调，干扰血管内膜的正常代谢和功能，引发静脉炎。pH<5 为强酸性，在无充分血流稀释下明显刺激血管内膜，引起静脉炎。pH>8.0 为碱性，可使内膜粗糙，血栓形成可能性大。pH>9.0 为强碱性，使血管通透性增大，造成渗漏。

（二）药物渗透压对血管的影响

1. 溶液渗透压的概念　溶液渗透压是指溶液中溶质微粒对水的吸引力，溶液渗透压的大小取决于单位体积溶液中溶质微粒的数目。细胞内外、渗透压变化时，主要通过水分的移动进行调节，当渗透压发生变化时，可通过水分向渗透压高的一侧移动，溶质向低浓度一侧移动，调节渗透压平衡。人体血浆渗透压的正常范围为 280～310 moSm/L。正常状态时，细胞内外、血管内外渗透压是相等的。

2. 药物的不同渗透压对静脉壁细胞分子的影响　溶液本身或稀释后的药物溶液具有一定的渗透压，影响血管壁细胞分子的移动。当输入低渗溶液时，水分子向细胞内移动，细胞水分过多，可导致细胞破裂、静脉刺激与静脉炎；等渗性药物因与血液等渗，不会造成细胞壁水分子移动；当输入高渗液体时，血浆渗透压升高，血管内膜细胞脱水，发生萎缩和坏死，导致静脉炎、静脉痉挛、血栓形成。药物的渗透压是引起静脉炎最相关的因素，渗透压越高，对静脉刺激性越大。

3. 药物渗透压的危险性分类　根据药物渗透压，可将液体分为低度危险、中度危险、高度危险三类。渗透压 310～400 moSm/L 为低度危险，渗透压 400～600 moSm/L 为中度危险，渗透压>600 moSm/L 为高度危险。渗透压>600 moSm/L 的药物，如肠外营养液、50%葡萄糖、20%甘露醇等，可在 24 小时内造成化学性静脉炎。2016 年版 INS 在《输液治疗实践标准》中提出：渗透压大于 900 moSm/L 的药物不可使用外周静脉输注。

（三）化疗药物对血管的影响

1. 化疗药物的概念　化疗药物是对病原微生物、寄生虫、某些自身免疫性疾病、恶性肿瘤所致疾病的治疗药物，能作用在肿瘤细胞生长繁殖的不同环节上，抑制或杀死肿瘤细胞。临床上使用的化疗药物多为化学及生物碱制剂，对血管刺激性强。多数患者可发生不同程度的化学性静脉炎和药物外渗，其损伤程度与药物的浓度、渗透压、酸碱度及药物本身的毒性作用有关。

2. 化疗药物对血管组织的损伤

（1）直接毒性作用：化疗药物属于细胞毒类药物，作用于细胞代谢的各个周期，在杀伤肿瘤细胞的同时，对正常的细胞、组织也具有一定的损伤。

（2）静脉炎：化疗药物如长春瑞滨、阿霉素、丝裂霉素等药物的酸碱度、浓度、渗透压及药物本身的毒性作用，均可引起血浆正常 pH 值改变、血浆渗透压改变或直接的细胞毒性，使血管内膜正常代谢和功能受到影响，促使炎症的发生。大剂量冲击治疗给药时，高浓度的溶质可导致静脉炎，如长春新碱浓度过高可发生血栓性静脉炎；长时间滴注药物，持续刺激血管内膜，也易发生静脉炎。

（3）外渗性损伤：化疗药物发生外渗主要与药物本身的刺激性、酸碱度、渗透压、浓度及药物本身的毒副作用、变态反应有关。强刺激性药物（如长春瑞滨、表阿霉素、氮芥、丝裂霉素等）在很短时间内大量或快速进入血管内，使血管通透性增加超过了血管本身应激能力或药物在血管受损处堆积，造成血管内膜受累、局部组织损伤，导致药液外渗。

3. 化疗药物外渗的病理生理　化疗药物外渗是指在静脉输液过程中，化疗药物进入静脉管腔以外的周围组织。化疗药物的强酸、强碱或高渗性刺激可诱导增殖细胞成熟滞留，导致局部组织毒性，造成内皮损伤，而发生药物外渗。化疗药物外渗后与局部组织细胞内 DNA/RNA 结合，产生细胞毒作用，同时坏死的细胞释放含有化疗药的 DNA，再次与邻近组织细胞内 DNA 结合造成组织细胞不断坏死，形成恶性循环，这种损伤不断加重，影响组织愈合，而形成慢性损伤；不与 DNA 结合的药物，主要是通过其溶脂作用来破坏细胞膜。

4. 化疗药物分类（根据化疗药物外渗后对组织的损伤程度）

（1）发疱性化疗药物：如长春新碱、长春瑞滨、多柔比星、表柔比星、丝裂霉素、放线菌素 D、氮芥等，一旦渗入血管外，可引起组织发疱甚至坏死。

（2）刺激性化疗药物：能引起注射部位或静脉路径疼痛，可有局部炎症反应、静脉炎、局部变态反应，不会导致皮下及组织坏死（如氮烯咪胺、依托泊苷、卡莫司汀、达卡巴嗪、柔红霉素脂质体、拓扑替康、伊立替康、米托蒽醌、奥沙利铂等）。

（3）非刺激性药物：对皮肤及组织无明显的刺激（如氟尿嘧啶、博来霉素、顺铂、甲氨蝶呤、氟达拉滨等），但也应引起注意。

（四）肠外营养液对血管的影响

1. 肠外营养的概念　肠外营养（PN）是经静脉途径供应患者所需要的营养要素，包括热量（糖类、脂肪乳剂）、必需和非必需氨基酸、维生素、电解质及微量元素。肠外营养分为完全肠外营养和部分补充肠外营养。

2. 肠外营养液的输入途径　肠外营养的输入途径有外周静脉途径和中心静脉途径。肠外营养液的输注量大、输注的时间长，其渗透压大于生理渗透压，容易引起血管损伤而导致静脉炎的发生。渗透压大于 900 moSm/L 的肠外营养液，通过中心血管通道设备给药。在不能使用中心血管通道设备且延误营养支持会损害患者的情况下，最终浓度为 10% 葡萄糖的肠外营养液或更低浓度的药物可通过短的外周或中线导管给药。

3. 肠外营养液输入对静脉血管的影响　肠外营养液中的葡萄糖、氨基酸等属于高渗溶液，输入静脉后，使血浆渗透压升高，静脉壁通透性增强，直接导致炎症细胞浸润静脉中膜层，释放组胺等介质，诱导静脉出现静脉炎。由于肠外营养液的高渗性、高浓度、强刺激性等特点，对静脉血管损伤相对较大，所以长期肠外营养易出现静脉炎、脓毒败血症甚至血栓等。

二、各种血管通道器材的介绍

血管通道装置（VAD）特指建立血管通道的工具；已由头皮钢针逐渐发展到静脉留置针、中长静脉导管、中心静脉导管、PICC、输液港等多种形式并存。现已广泛应用于输入药物或血液、肠内营养、血标本采集、血流动力学监测等，为急救、重症监护、透析、化疗等患者提供了有效的治疗通道，是患者的"生命线"之一。

（一）**血管通道装置的分类**（图 5-1）

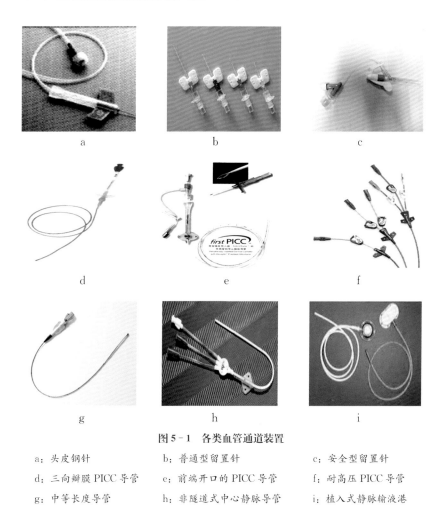

图 5-1 **各类血管通道装置**

a：头皮钢针	b：普通型留置针	c：安全型留置针
d：三向瓣膜 PICC 导管	e：前端开口的 PICC 导管	f：耐高压 PICC 导管
g：中等长度导管	h：非隧道式中心静脉导管	i：植入式静脉输液港

　　根据血管通道装置尖端所到的位置可分为外周血管通道装置（头皮钢针、外周静脉留置针、中线导管等）和中心血管通道装置（经外周穿刺的中心静脉导管、非隧道式和隧道式中心静脉导管、植入式输液港等）。

（二）**血管通道装置的选择**

　　随着血管通道装置的发展以及人们对静脉输液安全理念的改变，选择血管通道的基本原则也在不断改进，2013 年国家卫计委颁布的《静脉治疗护理技术操作规范（WS/T 433—2013）》规定在满足治疗需要的情况下，尽量选择较细、较短的导管。美国 INS 2016 年版《输液治疗实践标准》规定在满足治疗方案的前提下，选择管径最细、管腔数量最少、创伤性最小的导管。

1. 头皮钢针

(1) 定义：头皮钢针又叫一次性静脉输液针，是一种针管经过特殊处理，针尖锋利，易于穿刺，患者感觉痛苦小的钢针。目前仍是我国医院经常使用的穿刺工具，但国外绝大多数国家已经取消了一次性静脉输液钢针的使用。

(2) 适用范围：宜用于短期（<4 小时）静脉输液治疗或单次给药，不可留置，腐蚀性药物不应使用一次性静脉输液钢针。

(3) 优势：操作简单，容易穿刺，大部分医务人员都会使用。

(4) 缺点：同一条血管周围反复穿刺输液，血管机械损伤重，渗透率高，不能保留；钢针易刺破血管，患者活动受限，增加患者痛苦。

(5) 规格：一般指钢针外径。儿童选用 4.5～5.5 号针头，成人选用 7～8 号针头，但在成人无需快速输液时也可使用 4.5～5.5 号针头，而输血时选用 9 号针头为最佳。

2. 外周静脉留置针

(1) 定义：外周静脉短导管（PIV）又称外周静脉留置针、套管针，针芯的外套可以在患者外周静脉内留置，是一种由特氟隆或聚脲胺脂材质制成的，可有多种内径和长度的导管。外周静脉留置针分开放式和密闭式两大类。开放式留置针分为普通型、药壶型、防针刺伤型；密闭式留置针分为普通型、防针刺伤型等。

(2) 适用范围：宜用于短期静脉输液治疗（<6 天），不宜用于腐蚀性药物等持续性静脉输注，不应用于胃肠外营养、渗透压超过 900 moSm/L 的液体药物。

(3) 优势：操作简单，外套管柔软无尖且圆滑，不易损伤血管，可以保留，减少反复静脉穿刺。

(4) 缺点：对 pH 值、渗透压、刺激性药物有限制，相对深静脉导管容易脱出和渗漏。

(5) 规格：在满足治疗和患者需要的前提下，选择管径最细的外周静脉留置针。大部分输液治疗及用于血液输注时选择 20～24G 的导管；新生儿、儿童及老年患者使用 22～24G 的导管，将置入相关的创伤降至最低；当需要快速补液时，如患者有外伤，考虑使用 16～20G 的导管；需要快速输血时考虑更大规格的导管。

(6) 穿刺部位：首选上臂，其次选择肘窝部位，使用贵要静脉、头静脉、正中静脉和肱静脉，其中贵要静脉最佳。应该避开触诊时疼痛的区域，有开放性创伤的区域，肢体感染的部位，受损血管（渗出、淤紫、静脉炎、硬化、条索状或充血的血管）和计划手术的区域。在治疗特定先天心脏缺陷缺损的手术程序完成之后，由于可能会降低锁骨下动脉的血流，应避免使用患儿的右臂静脉。

3. 中线导管

（1）定义：属于外周静脉导管，是指从贵要静脉、头静脉或臂丛静脉置入，导管尖端位于腋窝水平或肩下部的导管。中等长度导管由聚脲胺脂或硅胶材质制成，留置时间 1～4 周。

（2）适用范围：所有能经外周浅静脉装置的药物和液体均适用于中等长度导管，预期输液治疗时间在 1～4 周；不宜应用于持续腐蚀性药物的治疗、肠胃外营养、渗透压超过 900 moSm/L 的补液。

（3）优势：常规选择肘部大血管进行穿刺，可快速或大量输注药液。由于导管的尖端位于腋静脉，穿刺结束后，无须使用辅助检查进行导管尖端定位。患者活动无受限。

（4）缺点：对 pH 值、渗透压、刺激性药物有限制。

（5）规格：应在满足治疗需求和输液流速的情况下，尽量选择较细导管，常用管径有 1.9F、3F、4F、5F。

（6）穿刺部位：由于可能存在组织损害、血栓性静脉炎和溃疡的风险，应尽量避免使用下肢静脉；小儿不宜首选头皮静脉；接受乳房根治术和腋下淋巴结清扫术的患者应选健侧肢体进行穿刺；有血栓史和血管手术史的静脉不应进行置管；淋巴水肿或动静脉瘘/移植的上肢末端不宜穿刺；身体该侧进行放射治疗后及脑血管意外后的患肢避免进行穿刺；在治疗特定先天心脏缺陷缺损的手术程序完成之后，由于可能会降低锁骨下动脉的血流，应避免使用患儿的右臂静脉等。

4. 经外周静脉穿刺的中心静脉导管（PICC）

（1）定义：经外周穿刺的中心静脉导管是指经上肢贵要静脉、肘正中静脉、头静脉、肱静脉、颈外静脉（新生儿还可通过下肢大隐静脉、头部颞静脉、耳后静脉等）穿刺置管，尖端位于上腔静脉或下腔静脉的导管；由聚脲胺脂或硅胶材质制成，分前端开口型、三向瓣膜型。

（2）适用范围：PICC 宜用于中长期静脉治疗，可用于任何性质的药物输注，不应用于高压注射泵注射造影剂和血流动力学监测（耐高压导管除外）。PICC 置管操作应由经过 PICC 专业知识与技能培训、考核合格且取得资质证的操作者完成。

（3）优势：只需外周静脉穿刺，穿刺危险小、创伤小、成功率高，无威胁生命的并发症如血胸、气胸等。外周留置感染率低，留置时间长（INS建议一年或遵循厂家的说明）。对溶液的渗透压和pH值无限制，保护外周血管不受损害，患者可自由活动，导管维护方便，可提高患者生活质量。

（4）缺点：送管路径长，送管过程中可能遇到静脉瓣或血管走向异位而不能顺利到达上腔静脉，需要常规进行拍胸片确定导管位置。

（5）规格：应在满足治疗需求和输液流速的情况下，尽量选择较细导管，粗的导管可能增加血栓性静脉炎、静脉血栓形成的风险。成人通常选用4F、5F，儿童常选用3F，婴儿可选用1.9F型号导管。

（6）穿刺部位：应该避开触诊疼痛区域或有创伤的部位；受损血管（渗出、淤紫、静脉炎、硬化、条索状或充血的血管）；避免对慢性肾病患者使用PICC，因为存在中心静脉狭窄和闭塞的风险等；使用超声（US）辅助静脉识别和选择，可降低不良事件发生率和提高穿刺成功率。

5. 中心静脉导管（CVC）

（1）定义：中心静脉导管是指经锁骨下静脉、颈内静脉、股静脉置管，尖端位于上腔静脉或下腔静脉的导管。导管有单腔或多腔，包括从儿童规格到成人规格。该导管一般为末端开口型，导管材质多为聚脲胺脂或硅胶材质。

（2）适用范围：可用于任何性质的药物输注；重症急诊患者快速补液、补充血容量等抢救治疗；中心静脉压监测（CVP）、血流动力学监测、标本采集血液透析以及心血管疾病的介入治疗等；不应用于高压注射泵注射造影剂。

（3）优势：置管时间短、流速快，对溶液的渗透压和pH值无限制，可输注渗透压高的溶液和强酸、强碱性药物。患者活动无受限。

（4）缺点：对静脉的选择性高，主要是经颈内静脉或锁骨下静脉穿刺，操作时易误伤其邻近的重要器官、组织，危险性大，易引起气胸、血胸、感染、空气栓塞等并发症。

（5）穿刺部位：为了尽量降低导管相关感染的风险，推荐在成人患者中使用锁骨下静脉，而不是颈静脉或者股静脉；但是，对于患有慢性肾病患者，则首选颈内静脉或颈外静脉，使用锁骨下静脉时，考虑中心静脉狭窄和静脉闭塞的风险；避免有创伤或感染部位。

6. 完全植入式静脉输液港（PORT）

（1）定义：是指完全植入人体内的闭合输液装置，包括尖端位于上腔静脉的导管部分及埋植于皮下的注射座。输液座一般由塑料或医用金属制成；

导管通常由硅胶或聚脲胺脂材质制成，分前端开口型、三向瓣膜型。

（2）适用范围：可用于任何性质的药物输注，不应使用高压注射泵注射造影剂（耐高压导管除外）；可进行输血、采集血标本等。必须用无损伤针来连接植入式输液港以协助治疗。

（3）优势：作为患者永久性通道，安全性、感染发生率及患者对输液装置的接受程度明显优于 PICC；具有便于洗澡和游泳的优势，并有助于改善患者的自我形象。

（4）缺点：需由具备操作资格认证的具有独立执业资质的医师，在局部麻醉下手术置入和取出；相对置管费用较贵，操作技术要求较高。

第二节 外周静脉血管通道健康教育

外周血管通道装置包括头皮钢针、外周静脉留置针、中线导管等。为保证患者安全，临床护士应具备使用输液装置的能力、掌握相对应的适应证和禁忌证；临床医护人员应对患者和（或）家属进行关于输液治疗和护理的健康教育，包括治疗的目的、与输液装置有关的护理、潜在的并发症、与治疗有关的不良事件等。

一、静脉留置针的健康教育

（一）适应证

宜用于短期静脉输液治疗，不宜用于腐蚀性药物等持续性静脉输注，不应用于胃肠外营养、渗透压超过 900 moSm/L 的液体药物。成人外周静脉留置针保留时间为 72～96 小时，儿童如无并发症发生，可用至治疗结束。

（二）使用外周静脉留置针的注意事项

1. 外周静脉留置针留置前的注意事项

（1）告知患者和家属使用留置针的目的、方法、留置时间、留置费用及留置针的常见问题、有关注意事项，取得患者配合。

（2）穿刺部位周围皮肤做好清洁准备。

（3）注意保护血管，避免在同一部位反复穿刺，减少对血管的损伤。

2. 外周静脉留置针留置期间的注意事项

（1）患者穿刺侧手臂不宜提取重物及长时间下垂，可适度活动，但避免剧烈运动、用力过度，以防回血堵管。睡眠时注意避免压迫穿刺血管，以免血流缓慢导致静脉血栓形成。

（2）输液过程中注意穿刺肢体的保暖，尽量选择宽松的衣服，更衣时注意防止将导管勾出。

（3）保持穿刺皮肤局部清洁干燥，沐浴时注意防水，穿刺部位如被水浸湿应及时告知护士处理，勿自行撕下敷料。

（4）敷料如有卷曲、松动，以及敷料下有汗液时及时告知护士更换，避免造成感染。

（5）观察穿刺部位及周围有无发红、疼痛、肿胀、渗出，导管有无滑脱等，如有异常及时告知护士处理。

（6）对于暂时不需使用的外周静脉留置针，应每隔 24 小时进行一次封管。

3. 拔除外周静脉留置针时的注意事项

（1）如果护理计划中确实不再需要或≥24 小时未使用的外周静脉留置针应拔出。任何在紧急情况下或不理想无菌条件下插入的导管，应在 24～48 小时内尽快拔除。

（2）如出现疑似导管相关感染的症状和体征，在拔除导管前进行细菌培养。

（3）在外渗的情况下，分离所有的给药装置并在导管拔除前从导管接口部位回抽，从导管腔中抽出外渗的药物，并尽可能地从皮下组织移除外渗的药物。

（4）留置针拔出后，穿刺点局部进行按压至不出血为止，凝血功能差的患者适当延长按压时间。

二、中线导管的健康教育

（一）适应证

感染性疾病的抗生素治疗、输注镇痛镇静药物、长期接受输液治疗的患者、高度依赖监护中心的危重症患者等。使用腐蚀性药物注射时应谨慎，存在药物外渗的风险。具有血栓史、血液高凝状态、四肢静脉血流降低、终末期肾病需要静脉保护时避免使用中等长度导管。

（二）中线导管的注意事项

1. 置管前的注意事项

（1）置管前常规检查血常规、凝血功能等。

（2）患者及家属签署置管知情同意书，详细讲解导管使用的目的，可能出现的并发症及置管大概需要的费用。特别是可能出现的并发症及并发症的处理需以合适的方式讲解清楚，在避免护患纠纷发生的同时，也能避免使患者害怕而拒绝置管。

（3）患者做好皮肤准备，取适合的体位，配合医师暴露穿刺部位。

2. 置管时的注意事项

（1）进行中等长度导管置管时，考虑采用最大限度的无菌预防措施。

（2）使用安全可用的置管技术，包括超声引导技术、塞丁格技术、改进的塞丁格技术等，以提高穿刺成功率、降低导管相关并发症的风险。

（3）确保中等长度导管尖端位置正确，确保导管尖端在腋窝水平或肩下部、锁骨（新生儿或小儿下肢置管位于腹股沟褶皱下侧）下。

3. 置管期间的注意事项

（1）中等长度导管一旦穿刺成功，需对导管进行恰当的固定，以预防肢体移动时导致机械性静脉炎、导管移位或损伤。

（2）当出现穿刺部位及周围有疼痛和（或）压痛、颜色的变化（红斑或热烫）、皮肤温度的变化（热或冷）、水肿、穿刺部位液体流出或脓液渗出、其他类型的功能障碍（如冲洗时遇到阻力，没有回血）等，立即报告医护人员处理。

（3）带管期间保持局部清洁干燥，不要擅自撕下贴膜。贴膜有卷曲、松动，以及贴膜下有汗液时，及时请护士遵照标准程序更换。

（4）带中长导管患者可以从事一般性日常工作、家务劳动、体育锻炼，但需避免使用这一侧手臂提过重的物体，不用这一侧手臂做引体向上、托举哑铃等持重锻炼，并避免游泳等会浸泡到无菌区的活动。

（5）携带此导管的患者可以淋浴，但应避免盆浴、泡浴。淋浴前用塑料保鲜膜（或防水袖套）在肘弯处缠绕 2～3 圈，上下边缘用胶布贴紧，淋浴后检查贴膜下有无进水，如有进水应请护士按操作规程更换贴膜。

（6）治疗间歇期每 7 天对导管进行冲管、换贴膜、换输液接头等维护，如出院后不能回置管医院进行维护、治疗时，请于当地的正规医院内指定专业护士为您维护、治疗。

（7）家长应嘱咐儿童患者不要玩弄导管的体外部分，以免损伤导管或把导管拉出体外。

4. 拔管时的注意事项

（1）应每天评估外周血管通道装置，当出现未能解决的并发症、终止输液治疗或护理计划中确实不需要时，应该拔除血管通道装置。不能仅仅根据留置时间的长短来拔除血管通道装置。

（2）导管拔出后，用敷料封闭局部伤口，患者按压局部穿刺点 5～10 分钟，凝血功能差的患者适当延长按压时间，以减少空气栓塞的危险。

（3）如出现疑似导管相关感染的症状和体征，在拔除导管前进行细菌培养。

（4）在外渗的情况下，分离所有的给药装置并在导管拔除前从导管接口部位回抽，从导管腔中抽出外渗的药物，并尽可能地从皮下组织移除外渗的药物。

第三节　中心静脉血管通道健康教育

中心静脉血管通道装置包括经外周穿刺的中心静脉导管（CVC）、非隧道式和隧道式中心静脉导管、完全植入式静脉输液港等。临床护士应具备使用输液装置的能力，包括相对应的适应证和禁忌证；临床医护人员应对患者和（或）家属进行关于输液治疗和护理的健康教育，包括血管通道装置的正确维护、相关并发症的预防措施、携带血管通道装置居家生活的教育（患者日常生活活动的限制和活动中的装置保护）等。

一、CVC 的健康教育

中心静脉导管是输液、肠外营养、血流动力学检测及血液净化等的重要通路，随着中心静脉导管在临床应用的日趋广泛，中心静脉导管相关感染的发生率也随之增加，已成为静脉导管置入后最严重的并发症之一。同时患者颈部活动度较大，如果出汗多导致敷料松脱或患者在穿衣和睡觉时将 CVC 导管拉出，易发生非计划性拔管。因此加强对留置 CVC 患者的健康教育非常重要。

（一）CVC 的适应证

1. 治疗需要 1～4 周的静脉输液。

2. 体外循环下各种心血管手术及估计术中出现血流动力学变化较大的非体外循环手术。

3. 经静脉放置临时或永久心脏起搏器。

4. 测定中心静脉压，尤其适合严重外伤、大手术、休克及急性循环衰竭等危重症患者的抢救。

（二）CVC 患者的注意事项

1. 置管前的注意事项

（1）置管前常规检查血常规、凝血功能。

（2）对于神志清楚的患者，医护人员应耐心与其沟通，充分说明置管的必要性和重要性，让患者签署置管知情同意书。

（3）患者做好皮肤清洁，取合适的体位，配合医师暴露穿刺部位。

2. 置管中的注意事项

（1）如有条件应在超声引导下或在放射科置管，以减少插管失败、误穿刺入动脉、血肿和血胸的风险。

（2）避免同一部位反复穿刺，以减少组织和血管的损伤。

（3）颈内静脉穿刺对体位要求较高，正确的体位是穿刺成功的前提，但因病情原因难以平卧的患者建议做股静脉置管。

（4）如穿刺针误入动脉或难以确定时，立即拔除穿刺针并充分压迫，刺入动脉需压迫 20 分钟左右，确认无出血后，改换其他部位再穿刺。

（5）应注意避免导管在皮下打折、扭转，确保导管通畅。

3. 导管留置期间的注意事项

（1）患者避免置管侧手臂提重物，不做引体向上锻炼，防止导管移位；留置期间颈部可做正常活动，勿过度弯曲，防止管道打折，影响输液的通畅性。

（2）避免淋浴。洗澡或擦浴时，注意保护敷料，防止直接接触水，引起敷料脱落，导致导管脱出或感染等发生，可使用湿毛巾擦洗敷料周围的皮肤，避免浸湿敷料。

（3）若穿刺部位发生渗液、渗血，穿刺部位的敷料发生浸湿、松动、污染等完整性受损时应立即更换，不可延长敷料更换时间。无菌透明敷料应至少每 7 天更换 1 次，无菌纱布敷料应至少每 2 天更换 1 次。

（4）密切观察，如出现异常如颈部、胸部和上腹部发生疼痛和（或）压痛，穿刺部位及周围颜色的变化（红斑）、皮肤温度的变化，水肿，异常的呼吸和神经系统的变化，穿刺部位液体流出或脓液渗出，导管功能障碍（如冲洗时遇到阻力、没有回血）等，应及时报告护士或医师进行处理。

（5）注意保持穿刺部位及周围皮肤清洁干燥，定期维护，冲管和封管应使用 10 mL 及以上注射器或一次性专用冲洗装置。治疗间歇期至少每 7 天维护 1 次，保持管道通畅。

（6）患者注意保护颈部导管，防止滑出，如导管脱出，立即按压穿刺点，通知医护人员紧急处理。

4. 拔管的注意事项

（1）应每天评估 CVC 通道装置，当出现未能解决的并发症、终止输液治疗或护理计划中确实不需要时，应该拔除 CVC。导管最佳留置时间尚未可知，不能仅根据留置时间的长短来决定是否拔除，如出现疑似导管相关感染的症状和体征，在拔除导管前进行细菌培养。

（2）当拔除 CVC 时，在排除禁忌证的情况下让患者处于平仰卧位或特伦德伦伯卧位（垂头仰卧位），防止发生空气栓塞。导管拔出后观察导管是否完整并记录，拔管后无菌敷料密闭式保护穿刺点至少 24 小时。

（3）交代患者平卧休息 30 分钟，穿刺处 24 小时内暂时避免接触水，以免引起感染。观察拔管后穿刺点愈合情况。

（4）拔管时动作轻柔、匀速，严禁用对抗大的阻力拉扯导管，以免导管断裂；如遇拔管困难，应暂停拔管，及时联系置管部门。患者在拔除过程中吸气，可能发生空气栓塞，因此，交代患者在拔管过程中适当屏气。考虑到穿刺点与大静脉之间可能形成隧道，为避免空气栓塞可用凡士林纱布加压包扎。

二、PICC 的健康教育

PICC 导管临床上留置时间最长可达 1 年或按厂家使用说明书，留置时间的长短取决于置管后的院内护理和院外管理，患者和家属的积极配合非常关键。所以患者和家属的健康教育显得尤为重要。

（一）PICC 的适应证

1. 有缺乏血管通道倾向的患者。
2. 需要长期静脉输液、反复输血或血制品的患者。
3. 输注刺激性药物如化疗药物。

4. 输注高渗性或黏稠性液体, 如全胃肠外营养、脂肪乳等。

5. 其他家庭病床患者、儿童患者等。

(二) PICC 健康教育

1. 置管前的注意事项

(1) 置管前常规检查血常规、凝血功能等。

(2) 患者及家属签署置管知情同意书, 详细讲解置管的优点, 可能出现的并发症及置管大概需要的费用。特别是可能出现的并发症及并发症的处理需以合适的方式讲解清楚, 在避免护患纠纷发生的同时, 也能避免使患者害怕而拒绝置管。

(3) 患者做好皮肤清洁准备, 取适合的体位, 配合置管护士暴露穿刺部位。

(4) 告知患者行 X 线透视及拍胸片的重要性: 置管后行 X 线透视可排除有无导管异位及明确导管尖端位置。

2. 置管中的注意事项

(1) 患者全身准备情况: 患者穿宽松的衣服、衣袖不能过紧, 协助患者更换病号服。避免空腹置管。

(2) 患者家属的配合: 建立最大无菌屏障保证无菌操作, 是减少导管相关感染的重要措施之一。告知家属在置管室外等候, 避免人群的交叉感染。

(3) 体位: 指导患者取平卧或适宜体位, 上臂外展与躯干呈 90°, 建立无菌区后肢体不可随意活动。

(4) 患者需要配合的动作: 详细介绍需配合事项, 如穿刺时握拳; 当导管尖端到达肩部 (即送入导管约 20 cm 时), 患者头转向穿刺侧手臂, 下颌靠近肩部, 使导管顺利进入上腔静脉, 从而避免向上进入颈内静脉; 送管时嘱患者深呼吸, 通过增加回心血量, 使导管随着加大的血流送入上腔静脉, 同时可减轻胸廓上缘过厚的皮下脂肪对锁骨下静脉的压迫, 有利于送管。

(5) 心理状况: 患者心情紧张害怕、疼痛和心理上的压力可刺激迷走神经, 引起血管痉挛和静脉收缩, 影响送管。送管时指导患者深呼吸等放松技巧, 分散注意力, 语言宜柔和、轻松、自信, 消除其紧张情绪。

3. 置管后的注意事项

(1) 交代患者查阅 PICC 健康宣教资料, 了解置管后的注意事项, 如出现以下情况, 须立即告知护士。

①置管后出现心慌、气促、胸闷, 可能是导管进入心房, 引起心率失常。

②置管侧上肢出现水肿、胀痛, 则为弹力绷带加压包扎过紧。

③穿刺处出现红、肿、痛、热，可能有感染或静脉炎。

④置管侧面颈部不适、输液不通畅及输液时听见"嗖嗖"声，可能导管尖端移位于颈部静脉。

（2）日常生活注意事项：

①患者携带导管期间可以从事一般性日常工作、家务劳动、体育锻炼，但需要避免使用置管侧手臂提过重的物体，不做引体向上、托举哑铃等持重锻炼，防止导管在体内移位。

②PICC 置管术后 24 小时需更换敷料，保持局部清洁干燥，不要擅自撕下敷料。敷料有卷曲、松动，以及敷料有汗液时及时请护士更换。禁止将胶带直接贴于导管上，严禁将导管外露部分再次置入体内。

③输液、睡觉时避免长时间压迫置管侧肢体；穿宽松的棉质衣服，轻脱轻穿，避免牵拉导管。

④洗澡前用保鲜膜包裹穿刺处上下 10 cm，至少包裹三层，也可使用专业防水护套等，避免游泳等浸湿无菌区的活动。

⑤利用握力球做握拳动作及抬高上肢，促进置管侧上肢血液循环，肘关节下置管的患者少做屈肘动作，减少导管对血管壁的摩擦。

⑥CT 检查显影剂严禁从 PICC 管输入（耐高压导管除外），避免在置管侧肢体测血压。

（3）带管出院的注意事项：

①携带 PICC 患者治疗间歇期至少每 7 天对导管进行冲管、更换敷料、更换输液接头等，冲管和封管应使用 10 mL 及以上注射器或一次性专用冲洗装置。纱布敷料应每 2 天更换 1 次；透明敷料之下放置纱布敷料应视为纱布敷料，每 2 天更换 1 次。

②如果出现以下情况及时联系置管科室或到就近医院寻求帮助：伤口、手臂出现红、肿、热、痛、活动障碍；穿刺口处有渗液、分泌物、化脓等；敷料出现污染、潮湿、卷边、脱落等；导管出现漏气、漏水、脱出、折断等；输液时听见"嗖嗖"声，输液时疼痛、输液停滴或缓慢等；有寒战、高热等。

4. 拔管的注意事项

（1）应每天评估 PICC 通道装置，当出现未能解决的并发症、终止输液治疗或护理计划中确实不需要时，应该拔除导管。

（2）拔管时，排除禁忌证的情况下让患者处于平仰卧位或特伦德伦伯卧位（垂头仰卧位），防止发生空气栓塞。

（3）PICC 导管拔除后应检查导管的完整性并记录，用无菌纱布覆盖导管入口处并压迫 5～10 分钟后用无菌透明敷料固定 24 小时。

三、完全植入式静脉输液港的健康教育

由于完全植入式静脉输液港可以长期留置在体内，因此植入式静脉输液港置入后的护理非常重要。不仅仅需要护理人员进行专业的输液港护理、维护，还需要患者携带导管期间正确地对输液港进行自我护理，以更好地保障输液港的安全，因此，护理人员需要做好输液港的护理指导，使患者在住院与出院后能够对输液港进行自我护理，这既能满足患者的治疗要求，又可避免相关并发症的发生。

（一）适应证

1. 需要长期或重复给药。

2. 可进行抽血、输血及血制品、营养药、输注抗生素（动脉、腹腔输液港不适用）。

3. 化疗药物的灌注。

（二）禁忌证

1. 严重的不可纠正的凝血功能障碍。

2. 无法控制的败血症或血培养阳性。

3. 烧伤、创伤或阻止胸壁肿瘤放置的赘生物（在前臂放置植入式静脉输液港可以作为对无法置入胸部输液港患者的替代部位）。

（三）完全植入式静脉输液港的注意事项

1. 置管前的注意事项

（1）置管前常规检查血常规、凝血功能等。

（2）患者及家属签署置管知情同意书，详细讲解置管的优点，可能出现的并发症及置管大概需要的费用。特别是可能出现的并发症及并发症的处理需以合适的方式讲解清楚，在避免护患纠纷发生的同时，也能避免使患者害怕而拒绝置管。

（3）患者做好皮肤清洁准备，取适合的体位，配合医师暴露穿刺部位。

（4）告知患者行 X 线透视及拍胸片的重要性：置管后行 X 线透视可排除有无导管异位及明确导管尖端位置。

2. 置管期间的注意事项

（1）配合医护人员建立最大无菌屏障，消毒面积为：上至下颌骨与肩峰的连线，下至乳头的平行线，侧缘至胸骨中线及腋中线。

（2）置入输液港手术过程中密切观察患者呼吸、面色，注意有无气胸、血胸等并发症，患者有任何不适及时告知医护人员。

（3）置入手术完毕患者休息 10 分钟后无不适，由病房护士接回病房。

3. 携带输液港期间的注意事项

（1）在置管后 24 小时内观察患者输液港穿刺部位及周围皮肤有无血肿、渗血，观察生命体征。植入后 3 天内密切观察穿刺部位及周围皮肤有无肿胀、血肿、感染。若局部疼痛，可能与切口未愈合、输液港刺激局部皮肤有关，一般能自行消失，必要时遵医嘱予抗感染治疗。

（2）输液港不影响患者从事一般性日常工作，家务劳动，轻松运动。输液港置入侧肢体减少剧烈运动，避免提过重的物品，做引体向上、托举哑铃动作；避免做剧烈的胸肩部运动，如打球等；避免做重体力工作，防止注射座翻转、导管扭转，以保证输液港使用寿命。

（3）保持局部皮肤清洁干燥，局部皮肤清洗时不可过于用力；避免置入处皮肤受力摩擦；穿衣时避免衣服硬物对置入处皮肤的摩擦；确保妇女的胸罩带没有在连接区域摩擦，避免背包背带对置入处长时间压迫；注意修剪指甲以免刮破置入处周围皮肤而引起感染。在淋浴过程中保护穿刺部位。

（4）每天检查敷料，指导患者及家属学会观察置入处有无红肿、渗液、渗血等异常情况发生；有无出现胸痛、胸闷、上肢麻木及发热等不良反应发生，如出现肩部、颈部疼痛及同侧上肢浮肿或疼痛等症状，应及时告知医护人员。

（5）连接输液港时应使用专用的无损伤针穿刺，应每 7 天更换 1 次，同时更换透明敷料。

（6）做 CT、MRI 造影检查时，严禁使用此静脉输液港作高压注射造影剂，防止导管破裂。

4. 出院指导要点

（1）治疗间歇期至少每月对静脉输液港进行冲管、封管等维护一次，建议回医院维护。

（2）如出院后不能回置港医院维护治疗时，需在当地医院由有资质的专业人员进行维护治疗。不详之处由专科护士与医院联系。

（3）患者携带输液港期间有任何不适或问题及时与置管科室医护人员反

馈，以便科室完善输液港置入患者管理档案跟踪管理，同时予随访指导。

5. 拔管后的注意事项

（1）应每天评估输液港通道装置，当出现未能解决的并发症、终止输液治疗或护理计划中确实不需要时，应该拔除，由有操作资质的医师在局麻下手术取出。

（2）输液港拔除后应检查导管的完整性，皮肤局部处理，取出后应更换敷料，每 24 小时评估置入部位一次，直到伤口愈合。

（3）警惕取出后的潜在并发症，如皮下瘀血、出血、血肿、置入部位感染等。

四、特殊患者中心静脉血管通道健康教育

（一）儿童患者

患儿年龄小，依从性差，保护导管意识差，不懂珍惜管道，本性又好动、好玩，甚至玩弄导管外露部分，撕扯固定导管的胶布和敷料，应指导患儿及家属做好相关配合工作。

1. 嘱咐患者不要玩弄导管的体外部分，以免损伤导管或把导管拉出体外。可加用弹力网套套住中心静脉导管的体外部分，固定敷料位置，以防挪动。

2. 嘱咐患者保持局部清洁干燥，勿擅自撕下敷料，洗澡时要注意观察敷料有无松脱，如出现敷料松脱要及时到医院进行处理。

3. 患儿应穿袖子宽松的衣服，穿脱衣服要小心，保护导管，穿衣服时先穿置管侧肢体，脱衣服时后脱置管侧肢体。

4. 对于不合作的小孩，换敷料要双人合作。

5. 教会家长如何查看中心静脉导管的相关观察内容，包括：导管内有无回血、敷料有无松动、导管的刻度等，有异常时要告知护士进行处理。

6. 指导患者置管侧肢体不要负重，特别是玩耍时置管上肢避免持续剧烈运动。

（二）老年患者

老年患者自理能力、理解能力相对不足，而且老年患者常常合并症较多，在中心静脉导管置管与携带导管期间，需要特别注意以下几方面。

1. 高龄老年患者，自理能力差，应对能力弱，接受能力慢，对中心静脉导管置管认知、维护知识欠缺。护士可采用简单提问、示教等方法，强化其对中心静脉导管注意事项的掌握，例如告知患者穿脱衣服时注意检查导管是否固定牢靠。老年患者家属和陪护的宣教至关重要，要取得患者和家属的配合，以保证中心静脉导管的安全。

2. 对意识不清、躁动的患者要加强导管的固定，使用弹力绷带加固保护，加强巡视观察，并向患者家属做好相关注意事项的宣教，取得配合。

（三）拄拐患者

1. 置管前充分评估血管，尽量选取健侧上肢置管；如必须选择拄拐侧上肢，建议选择头静脉置管，以避免拄拐时对腋下血管的影响。

2. 置管后嘱咐患者置管侧肢体尽量少用力拄拐，避免对腋下血管反复摩擦，从而增加对静脉导管与血管的摩擦刺激，加重血管内膜损伤，引起静脉炎、血栓等并发症。

3. 患者携带导管期间注意观察静脉导管回血情况，有回血应及时冲管，使用前做好导管功能评估，如抽回血来判断导管尖端位置，定期胸片检查等，及早发现导管断裂等并发症。

（四）心血管疾病患者

1. 置入长度不可过深，避免静脉导管进入右心房引发不适。

2. 建议患者遵医嘱定期行心电图监测心脏情况，出现心慌、心悸、胸闷等不适时及时联系护理人员或医院。

3. 告知患者导管外露的具体长度，并教会患者观察外露长度，长度有变化时及时联系护理人员。

（五）糖尿病患者

1. 患者由于血糖较高，机体抵抗力下降，穿刺部位如有细菌的种植，容易出现皮肤感染，因此要加强静脉导管穿刺处皮肤的观察及护理。嘱咐患者及时按要求维护，必要时增加维护次数，同时血糖的监测也至关重要。

2. 向患者讲解可能发生的各种并发症。对置入的静脉导管应严密观察，精心护理，尽量将各种并发症杜绝在萌芽状态。

3. 合理饮食，检测血糖、尿糖，全面了解胰岛素及其他降糖药物的使用情况，做好饮食指导，做到少量多餐与严格控制糖类食物，合理应用降糖药物，将血糖控制在理想水平。

4. 保持导管置入处的敷料部分及穿刺处清洁、干燥，如遇敷料松动、潮湿、出汗较多时及时更换敷料。

5. 保持室内空气新鲜，定时通风换气，减少陪护及探视人员，以减少空气中病原微生物的数量，避免二次感染。

（六）高敏体质患者

肿瘤患者接受放化疗后，皮肤敏感性增加，更容易发生过敏样改变，或由于过敏体质而先后出现过敏反应，给患者带来不适或痛苦。

1. 置管前告知患者中心静脉导管采用高级医用硅胶或聚氨酯材料，长期留置于血管内对人体而言仍是异物，不需要留置时尽早拔出。如确定对导管材料过敏应置管前告知医护人员，避免置管。带管期间避免其他可能引发过敏的因素。

2. 固定导管的敷料、消毒剂也有可能引起过敏反应，可选用低敏的消毒剂、敷料，尽量减少过敏反应的发生。

3. 指导患者观察穿刺局部有无渗漏、穿刺点有无出现局部皮肤过敏，或伴有皮肤瘙痒，出现皮疹、分泌物等症状，增强患者的自护能力。出现以上症状应立即告知护理人员给予相应处理。

4. 发生皮肤过敏时要增加换药的次数，每天或隔天换一次。局部用地塞米松软膏或艾洛松软膏外涂。

5. 无纺纱布透气性好，皮肤过敏时可用无菌纱布代替敷料，但固定不牢固，可在纱布外用干净的袜套或弹力绷带固定，但不可过紧。也可选用水胶体敷料、藻酸盐敷料，皮肤过敏痊愈后再用普通敷料。

附 录

一、静脉治疗护理技术操作规范（WS／T 433—2013）

1. 范围

本标准规定了静脉治疗护理技术操作的要求。

本标准适用于全国各级各类医疗机构从事静脉治疗护理技术操作的医务人员。

2. 规范性引用文件

下列文件对于本文件的应用是必不可少的。凡是注日期的引用文件，仅注日期的版本适用于本文件。凡是不注日期的引用文件，其最新版本（包括所有的修改单）适用于本文件。

GBZ/T 213　血源性病原体职业接触防护导则

WS/T 313　医务人员手卫生规范

3. 术语和定义

下列术语和定义适用于本文件。

3.1　静脉治疗（infusion therapy）

将各种药物（包括血液制品）以及血液，通过静脉注入血液循环的治疗方法，包括静脉注射、静脉输液和静脉输血；常用工具包括：注射器、输液

（血）器、一次性静脉输液钢针、外周静脉留置针、中心静脉导管、经外周静脉置入中心静脉导管、输液港以及输液附加装置等。

3.2 中心静脉导管（central venous catheter）

经锁骨下静脉、颈内静脉、股静脉置管，尖端位于上腔静脉或下腔静脉的导管。

3.3 经外周静脉置入中心静脉导管（peripherally inserted central catheter）

经上肢贵要静脉、肘正中静脉、头静脉、肱静脉，颈外静脉（新生儿还可通过下肢大隐静脉、头部颞静脉、耳后静脉等）穿刺置管，尖端位于上腔静脉或下腔静脉的导管。

3.4 输液港（implantable venous access port）

完全植入人体内的闭合输液装置，包括尖端位于上腔静脉的导管部分及埋植于皮下的注射座。

3.5 无菌技术（aseptic technique）

在执行医疗、护理操作过程中，防止一切微生物侵入机体，保持无菌物品及无菌区域不被污染的技术。

3.6 导管相关性血流感染（catheter related blood stream infection）

带有血管内导管或者拔除血管内导管48小时内的患者出现菌血症或真菌血症，并伴有发热（体温＞38℃）、寒颤或低血压等感染表现，除血管导管外没有其他明确的感染源。实验室微生物学检查显示：外周静脉血培养细菌或真菌阳性；或者从导管段和外周血培养出相同种类、相同药敏结果的致病菌。

3.7 药物渗出（infiltration of drug）

静脉输液过程中，非腐蚀性药液进入静脉管腔以外的周围组织。

3.8 药物外渗（extravasation of drug）

静脉输液过程中，腐蚀性药液进入静脉管腔以外的周围组织。

3.9 药物外溢（spill of drug）

在药物配置及使用过程中，药物意外溢出暴露于环境中，如皮肤表面、台面、地面等。

4. 缩略语

下列缩略语适用于本文件。

CVC：中心静脉导管（central venous catheter）

PICC：经外周静脉穿刺中心静脉导管（peripherally inserted central catheter）

PN：肠外营养（parenteral nutrition）

PORT：完全植入式静脉输液港（implantable venous access port）

PVC：外周静脉导管（peripheral venous catheter）

5. 基本要求

1.1 静脉药物的配置和使用应在洁净的环境中完成。

1.2 实施静脉治疗护理技术操作的医务人员应为注册护士、医师和乡村医师，并应定期进行静脉治疗所必需的专业知识及技能培训。

1.3 PICC 置管操作应由经过 PICC 专业知识与技能培训、考核合格且有 5 年及以上临床工作经验的操作者完成。

1.4 应对患者和照顾者进行静脉治疗、导管使用及维护等相关知识的教育。

6. 操作程序

6.1 基本原则

6.1.1 所有操作应执行查对制度并对患者进行两种以上方式的身份识别，询问过敏史。

6.1.2 穿刺针、导管、注射器、输液（血）器及输液附加装置等应一人一用一灭菌，一次性使用的医疗器具不应重复使用。

6.1.3 易发生血源性病原体职业暴露的高危病区宜选用一次性安全型注射和输液装置。

6.1.4 静脉注射、静脉输液、静脉输血及静脉导管穿刺和维护应遵循无菌技术操作原则。

6.1.5 操作前后应执行 WS/T 313 规定，不应以戴手套取代手卫生消毒。

6.1.6 置入 PVC 时宜使用清洁手套，置入 PICC 时宜遵守最大无菌屏障原则。

6.1.7 PICC 穿刺以及 PICC、CVC、PORT 维护时，宜使用专用护理包。

6.1.8 穿刺及维护时应选择合格的皮肤消毒剂，宜选用 2% 葡萄糖酸氯己定乙醇溶液（年龄<2 个月的婴儿慎用）、有效碘浓度不低于 0.5% 的碘伏

或 2％碘酊溶液和 75％乙醇。

6.1.9 消毒时应以穿刺点为中心擦拭，至少消毒两遍或遵循消毒剂使用说明书，待自然干燥后方可穿刺。

6.1.10 置管部位不应接触丙酮、乙醚等有机溶剂，不宜在穿刺部位使用抗菌油膏。

6.2 操作前评估

6.2.1 评估患者的年龄、病情、过敏史、静脉治疗方案、药物性质等，选择合适的输注途径和静脉治疗工具。

6.2.2 评估穿刺部位皮肤情况和静脉条件，在满足治疗需要的情况下，尽量选择较细、较短的导管。

6.2.3 一次性静脉输液钢针宜用于短期或单次给药，腐蚀性药物不应使用一次性静脉输液钢针。

6.2.4 外周静脉留置针宜用于短期静脉输液治疗，不宜用于腐蚀性药物等持续性静脉输注。

6.2.5 PICC 宜用于中长期静脉治疗，可用于任何性质的药物输注，不应用于高压注射泵注射造影剂和血液动力学监测（耐高压导管除外）。

6.2.6 CVC 可用于任何性质的药物输注、血液动力学的监测，不应用于高压注射泵注射造影剂（耐高压导管除外）。

6.2.7 PORT 可用于任何性质的药物输注，不应使用高压注射泵注射造影剂（耐高压导管除外）。

6.3 穿刺

6.3.1 PVC 穿刺

6.3.1.1 包括一次性静脉输液钢针穿刺和外周静脉留置针穿刺。

6.3.1.2 PVC 穿刺应按以下步骤进行：

a）取舒适体位，解释说明穿刺目的及注意事项。

b）选择穿刺静脉，皮肤消毒。

c）穿刺点上方扎止血带，绷紧皮肤穿刺进针，见回血后可再次进入少许。

d）如为外周静脉留置针则固定针芯，送外套管入静脉，退出针芯，松止血带。

e）选择透明或纱布类无菌敷料固定穿刺针，敷料外应注明日期、操作者签名。

6.3.1.3 PVC 穿刺时应注意以下事项：

a）宜选择上肢静脉作为穿刺部位，避开静脉瓣、关节部位以及有疤痕、炎症、硬结等处的静脉。

b）成年人不宜选择下肢静脉进行穿刺。

c）小儿不宜首选头皮静脉。

d）接受乳房根治术和腋下淋巴结清扫术的患者应选健侧肢体进行穿刺，有血栓史和血管手术史的静脉不应进行置管。

e）一次性静脉输液钢针穿刺处的皮肤消毒范围直径应≥5 cm，外周静脉留置针穿刺处的皮肤消毒范围直径应≥8 cm，应待消毒液自然干燥后再进行穿刺。

f）应告知患者穿刺部位出现肿胀、疼痛等异常不适时，及时告知医务人员。

6.3.2　PICC 穿刺

6.3.2.1　PICC 穿刺应按以下步骤进行：

a）核对确认置管医嘱，查看相关化验报告。

b）确认已签署置管知情同意书。

c）取舒适体位，测量置管侧的臂围和预置管长度，手臂外展与躯干成 $45°\sim90°$，对患者需要配合的动作进行指导。

d）以穿刺点为中心消毒皮肤，直径≥20 cm，铺巾，建立最大化无菌屏障。

e）用生理盐水预冲导管，检查导管完整性。

f）在穿刺点上方扎止血带，按需要进行穿刺点局部浸润麻醉，实施静脉穿刺，见回血后降低角度进针少许，固定针芯，送入外套管，退出针芯，将导管均匀缓慢送入至预测量的刻度。

g）抽回血，确认导管位于静脉内，冲封管后应选择透明或纱布类无菌敷料固定导管，敷料外应注明日期、操作者签名。

h）通过 X 线片确定导管尖端位置。

i）应记录穿刺静脉、穿刺日期、导管刻度、导管尖端位置等，测量双侧上臂臂围并与置管前对照。

6.3.2.2　PICC 穿刺时应注意以下事项：

a）接受乳房根治术或腋下淋巴结清扫的术侧肢体、锁骨下淋巴结肿大或有肿块侧、安装起搏器侧不宜进行同侧置管，患有上腔静脉压迫综合征的患者不宜进行置管。

b）宜选择肘部或上臂静脉作为穿刺部位，避开肘窝、感染及有损伤的部位；新生儿还可选择下肢静脉、头部静脉和颈部静脉。

c）有血栓史、血管手术史的静脉不应进行置管；放疗部位不宜进行置管。

6.4 应用

6.4.1 静脉注射

6.4.1.1 应根据药物及病情选择适当推注速度。

6.4.1.2 注射过程中，应注意患者的用药反应。

6.4.1.3 推注刺激性、腐蚀性药物过程中，应注意观察回血情况，确保导管在静脉管腔内。

6.4.2 静脉输液

6.4.2.1 应根据药物及病情调节滴速。

6.4.2.2 输液过程中，应定时巡视，观察患者有无输液反应，穿刺部位有无红、肿、热、痛、渗出等表现。

6.4.2.3 输入刺激性、腐蚀性药物过程中，应注意观察回血情况，确保导管在静脉内。

6.4.3 肠外营养

6.4.3.1 宜由经培训的医护人员在层流室或超净台内进行配制。

6.4.3.2 配好的 PN 标签上应注明科室、病案号、床号、姓名、药物的名称、剂量、配制日期和时间。

6.4.3.3 PN 宜现用现配，应在 24 小时内输注完毕。

6.4.3.4 如需存放，应置于 4℃冰箱内，并应复温后再输注。

6.4.3.5 输注前应检查有无悬浮物或沉淀，并注明开始输注的日期及时间。

6.4.3.6 应使用单独输液器匀速输注。

6.4.3.7 单独输注脂肪乳剂时，输注时间应严格遵照药物说明书。

6.4.3.8 在输注的 PN 中不应添加任何药物。

6.4.3.9 应注意观察患者对 PN 的反应，及时处理并发症并记录。

6.4.4 密闭式输血

6.4.4.1 输血前应了解患者血型、输血史及不良反应史。

6.4.4.2 输血前和床旁输血时应分别双人核对输血信息，无误后才可输注。

6.4.4.3 输血起始速度宜慢，应观察 15 分钟无不适后再根据患者病情、年龄及输注血液制品的成分调节滴速。

6.4.4.4 血液制品不应加热，不应随意加入其他药物。

6.4.4.5　全血、成分血和其他血液制品应从血库取出后 30 分钟内输注，1 个单位的全血或成分血应在 4 小时内输完。

6.4.4.6　输血过程中应对患者进行监测。

6.4.4.7　输血完毕应记录，空血袋应低温保存 24 小时。

6.5　静脉导管的维护

6.5.1　冲管及封管

6.5.1.1　经 PVC 输注药物前宜通过输入生理盐水确定导管在静脉内；经 PICC、CVC、PORT 输注药物前宜通过回抽血液来确定导管在静脉内。

6.5.1.2　PICC、CVC、PORT 的冲管和封管应使用 10 mL 及以上注射器或一次性专用冲洗装置。

6.5.1.3　给药前后宜用生理盐水脉冲式冲洗导管，如果遇到阻力或者抽吸无回血，应进一步确定导管的通畅性，不应强行冲洗导管。

6.5.1.4　输液完毕应用导管容积加延长管容积 2 倍的生理盐水或肝素盐水正压封管。

6.5.1.5　肝素盐水的浓度：PORT 可用 100 U/mL，PICC 及 CVC 可用 0～10 U/mL。

6.5.1.6　连接 PORT 时应使用专用的无损伤针穿刺，持续输液时无损伤针应每 7 天更换一次。

6.5.1.7　PORT 在治疗间歇期应至少每 4 周维护一次。

6.5.1.8　PICC 导管在治疗间歇期间应至少每周维护一次。

6.5.2　敷料的更换

6.5.2.1　应每天观察穿刺点及周围皮肤的完整性。

6.5.2.2　无菌透明敷料应至少每 7 天更换一次，无菌纱布敷料应至少每 2 天更换一次；若穿刺部位发生渗液、渗血时应及时更换敷料；穿刺部位的敷料发生松动、污染等完整性受损时应立即更换。

6.6　输液（血）器及输液附加装置的使用

6.6.1　输注药品说明书所规定的避光药物时，应使用避光输液器。

6.6.2　输注脂肪乳剂、化疗药物以及中药制剂时宜使用精密过滤输液器。

6.6.3　输注的两种不同药物间有配伍禁忌时，在前一种药物输注结束后，应冲洗或更换输液器，并冲洗导管，再接下一种药物继续输注。

6.6.4　使用输血器时，输血前后应用无菌生理盐水冲洗输血管道；连续输入不同供血者的血液时，应在前一袋血输尽后，用无菌生理盐水冲洗输血器，再接下一袋血继续输注。

6.6.5　输液附加装置包括三通、延长管、肝素帽、无针接头、过滤器等，应尽可能减少输液附加装置的使用。

6.6.6　输液附加装置宜选用螺旋接口，常规排气后与输液装置紧密连接。

6.6.7　经输液接头（或接口）进行输液及推注药液前，应使用消毒剂多方位擦拭各种接头（或接口）的横切面及外围。

6.7　输液（血）器及输液附加装置的更换

6.7.1　输液器应每 24 小时更换一次，如怀疑被污染或完整性受到破坏时，应立即更换。

6.7.2　用于输注全血、成分血或生物制剂的输血器宜 4 小时更换一次。

6.7.3　输液附加装置应和输液装置一并更换，在不使用时应保持密闭状态，其中任何一部分的完整性受损时都应及时更换。

6.7.4　外周静脉留置针附加的肝素帽或无针接头宜随外周静脉留置针一起更换；PICC、CVC、PORT 附加的肝素帽或无针接头应至少每 7 天更换一次；肝素帽或无针接头内有血液残留、完整性受损或取下后，应立即更换。

6.8　导管的拔除

6.8.1　外周静脉留置针应 72～96 小时更换一次。

6.8.2　应监测静脉导管穿刺部位，并根据患者病情、导管类型、留置时间、并发症等因素进行评估，尽早拔除。

6.8.3　PICC 留置时间不宜超过 1 年或遵照产品使用说明书。

6.8.4　静脉导管拔除后应检查导管的完整性，PICC、CVC、PORT 还应保持穿刺点 24 小时密闭。

7.　静脉治疗相关并发症处理原则

7.1　静脉炎

7.1.1　应拔除 PVC，可暂时保留 PICC；及时通知医师，给予对症处理。

7.1.2　将患肢抬高、制动，避免受压，必要时，应停止在患肢静脉输液。

7.1.3　应观察局部及全身情况的变化并记录。

7.2　药物渗出与药物外渗

7.2.1　应立即停止在原部位输液，抬高患肢，及时通知医师，给予对症处理。

7.2.2　观察渗出或外渗区域的皮肤颜色、温度、感觉等变化及关节活动和患肢远端血运情况并记录。

7.3　导管相关性静脉血栓形成

7.3.1　可疑导管相关性静脉血栓形成时，应抬高患肢并制动，不应热敷、按摩、压迫，立即通知医师对症处理并记录。

7.3.2　应观察置管侧肢体、肩部、颈部及胸部肿胀、疼痛、皮肤温度及颜色、出血倾向及功能活动情况。

7.4　导管堵塞

7.4.1　静脉导管堵塞时，应分析堵塞原因，不应强行推注生理盐水。

7.4.2　确认导管堵塞时，PVC 应立即拔除，PICC、CVC、PORT 应遵医嘱及时处理并记录。

7.5　导管相关性血流感染

可疑导管相关性血流感染时，应立即停止输液，拔除 PVC，暂时保留 PICC、CVC、PORT，遵医嘱给予抽取血培养等处理并记录。

7.6　输液反应

7.6.1　发生输液反应时，应停止输液，更换药液及输液器，通知医师，给予对症处理，并保留原有药液及输液器。

7.6.2　应密切观察病情变化并记录。

7.7　输血反应

7.7.1　发生输血反应立即减慢或停止输血，更换输血器，用生理盐水维持静脉通畅，通知医师给予对症处理，保留余血及输血器，并上报输血科。

7.7.2　应密切观察病情变化并记录。

8. 职业防护

8.1　针刺伤防护

针刺伤防护操作按 GBZ/T 213 执行。

8.2　抗肿瘤药物防护

8.2.1　配制抗肿瘤药物的区域应为相对独立的空间，宜在Ⅱ级或Ⅲ级垂直层流生物安全柜内配制。

8.2.2　使用抗肿瘤药物的环境中可配备溢出包，内含防水隔离衣、一次性口罩、乳胶手套、面罩、护目镜、鞋套、吸水垫及垃圾袋等。

8.2.3　配药时操作者应戴双层手套（内层为 PVC 手套，外层为乳胶手套）、一次性口罩；宜穿防水、无絮状物材料制成、前部完全封闭的隔离衣；可佩戴护目镜；配药操作台面应垫以防渗透吸水垫，污染或操作结束时应及时更换。

8.2.4　给药时，操作者宜戴双层手套和一次性口罩；静脉给药时宜采用全密闭式输注系统。

8.2.5　所有抗肿瘤药物污染物品应丢弃在有毒性药物标识的容器中。

8.2.6　抗肿瘤药物外溢时按以下步骤进行处理：

a）操作者应穿戴个人防护用品。

b）应立即标明污染范围，粉剂药物外溢应使用湿纱布垫擦拭，水剂药物外溅应使用吸水纱布垫吸附，污染表面应使用清水清洗。

c）如药液不慎溅在皮肤上或眼睛内，应立即用清水反复冲洗。

d）记录外溢药物名称、时间，溢出量、处理过程以及受污染的人员。

二、经外周静脉穿刺中心静脉导管置管术知情同意书

姓名：　　　　　病案号：　　　　　登记号：　　　　　性别：

年龄：　　　　科　别：　　　　病　区：　　　　床号：

诊断：＿＿＿＿＿＿＿＿＿＿＿＿＿＿＿＿＿＿＿＿＿＿＿＿＿＿

尊敬的患者（家属）：

由于您的病情、治疗需要及血管情况需行外周中心静脉置管，计划经外周静脉穿刺置入中心静脉，置管中和术后可能发生的如静脉炎等并发症危险，希望能得到您及家属的理解与配合。

您的管床医师是：＿＿＿＿＿＿＿＿＿，责任护士是：＿＿＿＿＿＿＿＿。

1. 置管可能带来的好处

（1）为外周静脉穿刺输液困难的患者，建立输液通道。

（2）减少静脉穿刺输液患者的因反复穿刺带来的痛苦与血管损伤，能有效地保护外周静脉。

（3）减少因输入刺激性药物（如化疗）、高渗性或黏稠性液体（如 TPN）导致的化学性静脉炎及药物外渗导致的组织损伤和组织坏死的风险。

2. 置管过程中可能的风险

（1）穿刺失败或不能耐受置入性的器械，导致置管失败。

（2）导管异位。

（3）穿刺点出血或血肿。

（4）个体差异不同，血管变异，可能会出现送管受阻导致导管置入不到位。

（5）空气栓塞。

（6）导管栓塞。

（7）拔导丝困难。

3. 置管后可能的问题

（1）穿刺点出血或血肿。　　　　（2）静脉炎。

（3）穿刺点感染及导管相关感染。　（4）导管相关性血栓。

（5）穿刺点渗液。　　　　　　　　（6）导管堵塞。

（7）导管脱出和移位。　　　　　　（8）皮肤过敏。

（9）拔管困难。　　　　　　　　　（10）导管断裂。

（11）发生其他难以预料的，危及患者生命或致残的意外情况。

4. 替代方案：

　　□中心静脉置管（CVC）　　　　□植入式输液港（PORT）

5. 成功概率：只要患者正确配合，护理人员正确维护，留置时间国际标准推荐为1年。

6. 不置管可能的不良后果：□静脉炎　□药物外渗导致的组织损伤和组织坏死　□反复穿刺静脉带来的痛苦与血管损伤　□静脉输液治疗不能顺利完成。

请您签字确认：

我已阅读并理解知情同意书的信息：我自愿选择以下方案：

　　□同意置管　　　　　　　　　　□不同意置管

患者签名：＿＿＿＿＿＿＿　　　签名日期：　　年　　月　　日　　时　　分

患者法定代理人签名＿＿＿＿＿＿　　与患者关系：＿＿＿＿＿＿

　　　　　　　　　　　　　　　　签名日期：　　年　　月　　日　　时　　分

护士签名：＿＿＿＿＿＿＿　　　　工号：＿＿＿＿＿＿

　　　　　　　　　　　　　　　　签名日期：　　年　　月　　日　　时　　分

三、外周静脉-中线导管置管术知情同意书

姓名：　　　　病案号：　　　　登记号：　　　　性别：

年龄：　　　　科　别：　　　　病　区：　　　　床号：

诊断：＿＿＿＿＿＿＿＿＿＿＿＿＿＿＿＿＿＿＿＿＿＿＿＿＿＿＿＿＿＿＿

尊敬的患者（家属）：

由于您的病情、治疗需要及血管情况需行中长导管静脉置管，计划经外周静脉穿刺将导管置入肩部以下静脉，置管中和术后可能发生如静脉炎等并发症危险，希望能得到您及家属的理解与配合。

您的管床医师是：＿＿＿＿＿＿＿＿＿，责任护士是：＿＿＿＿＿＿＿＿＿。

1. 置管可能带来的好处

（1）为外周静脉穿刺输液困难的患者，建立输液通道。

（2）为接受大量输液或多种药物静脉治疗的患者，建立输液通道。

（3）减少静脉穿刺输液患者的因反复穿刺带来的痛苦与血管损伤，能有效地保护外周静脉。

2. 置管过程中可能的风险

（1）穿刺失败或不能耐受置入性的器械，导致置管失败。

（2）导管异位。

（3）穿刺点出血或血肿。

（4）个体差异不同，血管变异，可能会出现送管受阻导致导管置入不到位。

（5）空气栓塞。

（6）导管栓塞。

（7）拔导丝困难。

3. 置管后可能的问题

（1）穿刺点出血或血肿。　　　　（2）静脉炎。

（3）穿刺点感染及导管相关性感染。　　（4）导管相关性血栓。

（5）穿刺点渗液。　　　　　　　（6）导管堵塞。

（7）导管脱出和移位。　　　　　（8）皮肤过敏。

（9）拔管困难。　　　　　　　　（10）导管断裂。

（11）发生其他难以预料的，危及患者生命或致残的意外情况。

4. 替代方案：经外周穿刺的中心静脉导管（PICC），中心静脉置管（CVC）。

5. 成功概率：只要患者正确配合，护理人员正确维护，留置时间为 4～

7 周。

6. 不置管可能的不良后果：□静脉炎　□药物外渗导致的组织损伤和组织坏死　□反复穿刺静脉带来的痛苦与血管损伤　□静脉输液治疗不能顺利完成。

请您签字确认。

我已阅读并理解知情同意书的信息：我自愿选择以下方案：

　　□同意置管　　　　　　　　　　　　□不同意置管

患者签名：＿＿＿＿＿＿＿＿　　　签名日期：　年　　月　　日　　时　　分

患者法定代理人签名＿＿＿＿＿＿　　与患者关系：＿＿＿＿＿＿

　　　　　　　　　　　　　　　签名日期：　年　　月　　日　　时　　分

护士签名：＿＿＿＿＿＿＿＿　　　工号：＿＿＿＿＿＿＿

　　　　　　　　　　　　　　　签名日期：　年　　月　　日　　时　　分

四、静脉输液港植入术术前知情同意书

姓名：　　　　　　病案号：　　　　　　登记号：　　　　　　性别：

年龄：　　　　　　科　别：　　　　病　区：　　　　　床号：

诊断：＿＿＿＿＿＿＿＿＿＿＿＿＿＿＿＿＿＿＿＿＿＿＿

尊敬的患者（家属）：

　　由于您的病情、治疗需要及血管情况需行静脉输液港植入，在植入中和植入后可能发生的如气胸、血胸等并发症危险，希望能得到您及家属的理解与配合。

　　您的主管医师是：＿＿＿＿＿＿＿＿，责任护士是：＿＿＿＿＿＿＿＿

1. 可能的好处：静脉输液港由于导管和泵体都埋在皮下，没有裸露在体外的部件，减少干扰日常的生活工作与活动，减少患者对自己外观的担忧。同时，减少了感染的发生率。与单纯中心静脉导管相比，只需每个月维护一次，所以，维护风险与费用较低。

2. 可能的风险：植入手术中的局麻药过敏导致中毒与休克。颈内静脉穿刺过程可能发生误伤颈内动脉出血，局部严重的水肿，甚至发生压迫气管导致呼吸困难、窒息。另外，造成气胸、血胸、乳糜漏，误伤手术侧臂丛神

经。因血管畸形等无法预知因素导致穿刺不成功而取消手术及其他无法预料的并发症的发生。因维护不当而发生的空气栓塞、导管滑脱等严重不良事件。静脉栓塞、输液港堵塞、通而不畅、位置变化，导致输液港不能正常工作（费用患者自理）。导管受压、脱落或断裂，导致导管游走于血管内需请介入科行取出术（费用自理）。输液港不通、输液座翻转，需再次手术调整或更换，必要时拔除输液港（费用患者自理）。其他无法预料的并发症。

3. 替代方案：

□中心静脉置管（CVC）　　　　　　□经外周置入中心静脉置管（PICC）

4. 成功概率：只要患者正确配合，护理人员正确维护，可安全留置。

5. 植入后可能存在的风险：术后手术部位局部水肿或者血肿形成，局部皮肤瘀斑、坏死。使用过程中导管堵塞、输液港通路发生感染，血栓形成。

6. 不植入可能的不良后果：□静脉炎　□药物外渗导致的组织损伤和组织坏死　□反复穿刺静脉带来的痛苦与血管损伤　□静脉输液治疗不能顺利完成。

7. 术后注意事项：避免剧烈咳嗽、呕吐等增加胸、腹压力的活动。禁止术后剧烈运动（打羽毛球、游泳、负重）等。

对于上述条款已阅读：

　　　□同意置管　　　　　　　　□不同意置管

患者签名：_____　　签名日期：　年　　月　　日　　时　　分

患者法定代理人签名_____　　与患者关系：_____

　　　　　　　　　　　签名日期：　年　　月　　日　　时　　分

护士签名：___ _____　　　　工号：_____

　　　　　　　　　　　签名日期：　年　　月　　日　　时　　分

五、经外周静脉穿刺中心静脉导管置管术出院宣教单

姓名： 病案号： 登记号： 性别：
年龄： 科 别： 病 区： 床号：

经外周穿刺中心静脉置管（PICC）是长期输液患者理想的静脉通路选择，具有安全、易管理的特点。需定期住院接受治疗的患者出院时携带导管回家。建议出院后在本院门诊进行导管护理，PICC门诊周一到周五，电话×××××××××，地点：×××××××××××××。

一、导管资料

置管日期＿＿＿＿＿＿＿＿ 主管医师＿＿＿＿＿＿＿＿

穿刺护士＿＿＿＿＿＿＿＿ 导管类型＿＿＿＿＿＿＿＿

导管型号＿＿＿＿＿＿＿＿ 置入长度＿＿＿＿＿＿＿＿厘米

外露长度＿＿＿＿＿＿＿厘米 穿刺所选静脉＿＿＿＿＿＿＿＿

导管的尖端位置＿＿＿＿＿＿ 导管前臂围＿＿＿＿＿＿＿＿厘米

胸片检查有＿＿＿＿＿＿＿无＿＿＿＿＿＿

二、带管期间的注意事项

1. PICC导管为医用硅胶导管，非常柔软，故置管的一侧手臂可从事一般的日常工作、家务劳动及部分体育锻炼，但需避免提过重的物品，不做引体向上、托举哑铃等持重锻炼。携带导管可以淋浴，但应避免盆浴、泡浴。淋浴前用塑料保鲜膜在置管前处缠绕三圈，上下边缘用胶布贴紧，淋浴后检查贴膜下有无进水，如有，请及时更换。

2. 置管一侧手臂避免测血压及静脉穿刺。

3. 如出现以下症状及体征，请打电话到医院，电话×××××××××。穿刺点红肿、化脓；置管侧手臂麻木、疼痛烧伤感；穿刺点出血、按压无效；置管手臂水肿，臂围增加超过2 cm；冲管有阻力，不通畅，穿刺点渗液等。

4. 假如导管断裂或破损，在导管断裂处上方或靠近穿刺点将导管折起，并用胶布固定，打电话给医院并到医院进一步处理。

5. 导管的维护：不输液的情况下每周冲管一次，需输液者在输液前后需冲管。

（1）冲管：该操作可防止血液反流到导管，导致导管堵塞。冲管所需液体：用生理盐水冲管，用生理盐水或_____稀释肝素液封管。冲管必须用脉冲方式，并做正压封管，以免造成导管破裂；加强导管局部观察，如导管内有血液，请立即到医院冲管，以免造成导管堵塞。

（2）敷料：敷料必须保持清洁干燥，使穿刺点及导管完全置于敷料的无菌保护，通常每周更换一次敷料，换药过程严格无菌，如敷料松脱、卷曲后或潮湿时立即更换；换药时应严格观察并记录刻度，自上而下拆除原有贴膜，避免牵动导管；如因为对透明贴膜过敏等原因，应对症处理。

三、其他护理注意事项

1. 可以使用此导管进行常规的微量泵输液或输液泵给药，但不应用于高压注射泵推注造影剂（紫色的耐高压导管除外）。

2. 禁止将胶带直接贴于导管上。严禁将导管外露部分再次置于体内。

　我已接受了上述内容的宣教，一些问题亦得到了解决，我愿意对上述内容负责。

病人/家属签名：_____

病人家属的宣教是通过：
　　□课堂教育　□一对一形式　　　□演示　　　□影像电视

病人/家属的反应：

　　□理解　　□需进一步理解工作　□演示合格　□建议去正规医院进行导管维护

宣教护士：_____　　工号：_____　　宣教日期：_____

六、血管通路非计划性拔管统计表

科室：　　　　　　　月份：　　　　　　　统计人：

日期	PORT					PICC					CVC				
	新置管数	新带入科数	当日带管数	并发症		新置管数	新带入科数	当日带管数	并发症		新置管数	新带入科数	当日带管数	并发症	
				类型	例数				类型	例数				类型	例数
1 号															
2 号															
3 号															
4 号															
5 号															
6 号															
7 号															
8 号															
9 号															
10 号															
11 号															
12 号															
13 号															
14 号															
15 号															
16 号															

续表

日期	PORT					PICC					CVC				
	新置管数	新带入科数	当日带管数	并发症		新置管数	新带入科数	当日带管数	并发症		新置管数	新带入科数	当日带管数	并发症	
				类型	例数				类型	例数				类型	例数
17 号															
18 号															
19 号															
20 号															
21 号															
22 号															
23 号															
24 号															
25 号															
26 号															
27 号															
28 号															
29 号															
30 号															
31 号															
合计															

注：（1）并发症类型：A. 静脉炎。B. 堵管。C. 血栓。D. 导管相关性感染。E. 非计划性拔管。
F. 其他情况。（2）当日带管数：指科室当日带有某种中心静脉导管的例数，包括新置入及新带入的导管。

七、血管通道非计划性拔管CQI小组质量评价标准（患者部分）

科室：　　　　　　考评人：　　　　　　日期：　　年　　月　　日　　　　得分：

项目	评价标准	检查方法	检查记录					评价情况			得分
			患者姓名	患者住院号	患者使用血管通路	是否正确用√、×表示	原因分析（患者输液时间超过4小时，使用的钢针，则填写A①）	合格	基本合格	不合格	
血管通路选择25分	掌握常见血管通路的评估要求，按规定为患者选择正确的血管通路。 A. 钢针错误：①输液时间超过4小时使用了钢针。②输腐蚀性药物 B. 留置针错误：①输液超过7天以上使用了留置针。②输腐蚀性药物	1. 抽查病区输液患者5例，评估血管通路选择的正确性。每例5分。优先抽查有钢针、留置针患者 2. 留置针注明：A密闭安全型，B密闭普通型 3. PICC注明：A三向瓣膜型；B前端开口型，B1为4F单腔耐高压，B2为5F双腔耐高压，B3其他类型，请具体说明									

续表 1

项目	评价标准	检查方法	患者姓名	患者住院号	患者使用血管通路	是否正确 用√、×表示	原因分析（患者敷料没有以穿刺点为中心，填A①）	合格	基本合格	不合格	得分
血管通路护理 50分	1. 血管通道的固定方法。A. 敷料：①没有以穿刺点为中心。②敷料卷边。③敷料下有气泡。④导管露在敷料外。B. 胶带：①没有使用高举平台。②固定胶带太多。③胶带贴在敷料上。C. 维护者：①没有维护者签名及时间。②签名不在透明敷料上。D. 导管：①导管打折。②导管松动。③输液接头高于穿刺点。（③、④点针对留置针）E. 其他	抽查病区血管通路携带患者5例，评估血管通路固定方法的正确性。每例5分。优先抽查有CVC、PORT的患者									
	2. 并发症 A. 局部感染 B. 全身感染 C. 药物外渗 D. 静脉炎 E. 堵管 F. 血栓 G. 皮肤反应 H. 其他	抽查病区血管通路携带患者5例，评估血管通路是否有并发症的发生。每例5分。				是否正确 用√、×表示	并发症类型	合格	基本合格	不合格	

续表 2

项目	评价标准	检查方法	检查记录							评价情况			得分
			患者姓名	患者住院号	患者使用血管通路	功能锻炼方法	沐浴方法	维护频率	禁止或不宜做的活动	合格	基本合格	不合格	
健康教育 25分	指导患者/家属/陪伴人员正确观察常见血管通道情况、重视导管留置管的重要性、掌握带管注意事项	抽查病区血管通路携带患者 5 例，询问患者是否掌握了血管通路维护的重要信息（√ 表示掌握，× 表示没有掌握，每例 5 分。											

注：（1）单项≥20 分为合格，15～20 分基本合格，<15 分为不合格。

　　（2）总得分≥80 分为合格，60～80 分为基本合格，≤60 分为不合格。

八、血管通道非计划性拔管 CQI 小组质量评价标准（护士部分）

科室：　　　考评人：　　　日期：　　年　　月　　日　　　得分：

	封管液的选择				封管手法				封管用注射器选择				维护频率		
---	留置针	PICC	CVC	PORT	留置针	PICC	CVC	PORT	留置针	PICC	CVC	PORT	PICC	CVC	PORT
护士 1															
护士 2															
护士 3															
护士 4															

	消毒液的选择				消毒范围				消毒手法		
---	留置针	PICC	CVC	PORT	留置针	PICC	CVC	PORT	PICC	CVC	PORT
护士 1											
护士 2											
护士 3											
护士 4											

注：抽查护士 4 例。询问血管通路维护的频率，询问或现场查看血管通路冲封管的手法，询问或现场查看血管通路消毒手法。正确划√，错误划×。每空 1 分，共 108 分。

九、血管通道非计划性拔管 CQI 小组基线调查表

科室：

考评人：　　日期：

科室患者___人、输液___人、化疗___人、使用钢针___人、留置针___人、PICC___人、CVC___人、PORT___人

项目	评价标准	患者使用血管通路	错误例数	检查记录 错误原因分析
血管通路选择	掌握常见血管通路的评估要求，按规定为患者选择正确的血管通路。 A. 钢针错误：①输液时间超过 4 小时使用了钢针。②输注腐蚀性药物时使用了钢针。 B. 留置针错误：①输液超过 7 天以上使用了留置针。②输注腐蚀性药物	钢针 留置针	错误人数： 错误处： 错误人数： 错误处：	A① ___处、A② ___处、 请写药名 ___ B① ___处、B② ___处、 请写药名 ___
血管通路固定	按照标准正确固定各类血管通路。 A. 敷料：①没有以穿刺点为中心。②敷料未覆盖住导管（思乐扣）。③敷料卷边。④敷料下有气泡、潮湿 B. 胶带：①延长管没有使用高举平台。②固定胶带太多（2 条以上）。③胶带贴在敷料上 C. 维护者：①没有维护者签名及日期、时间。②签名在透明敷料上	留置针	错误人数： 错误处：	A① ___处、A② ___处、 A③ ___处、A④ ___处、 B① ___处、B② ___处、 B③ ___处 C① ___处、C② ___处、 D① ___处、D② ___处、 D③ ___处、D④ ___处、 D⑤ ___处

续表 1

项目	评价标准	患者使用血管通路	检查记录	
			错误例数	错误原因分析
血管通路选择	D. 导管：①导管打折。②导管脱出。③导管缩进（与原始外露长度相比长或短 1 cm 以上）。④输液接头固定未高于穿刺点。⑤输液接头压迫穿刺点。（④、⑤点针对留置针） E. 其他（请具体说明）（需拍照）	PICC	错误人数： 错误处：	A① ____ A② 处、 A② ____ 处、 A③ ____ A④ 处、 A④ ____ 处、 B① ____ B② 处、 B② ____ 处、 B③ ____ 处 C① ____ C② 处、 C② ____ 处、 D① ____ D② 处、 D② ____ 处、 D③ ____ 处
		CVC	错误人数： 错误处：	A① ____ A② 处、 A② ____ 处、 A③ ____ A④ 处、 A④ ____ 处、 B① ____ B② 处、 B② ____ 处、 B③ ____ 处 C① ____ C② 处、 C② ____ 处、 D① ____ D② 处、 D② ____ 处、 D③ ____ 处
		PORT	错误人数： 错误处：	请自行标出

续表 2

项目	评价标准	检查记录					
		患者姓名	患者使用的血管通路	功能锻炼方法	沐浴方法	维护频率	禁止或不宜做的活动
健康教育	指导患者/家属/陪伴人员正确观察常见血管通道情况，重视导管留置的重要性，掌握带管注意事项	询问患者 5 例。询问患者是否掌握了血管通路维护的重要信息。√表示掌握 ×表示没有掌握					

十、血管通道专科护理质量评价标准（100 分）

督查日期：　　　　病室：　　　　考评人：　　　　得分：

评价项目	评价要点	分值	评价方法	扣分细则	扣分原因	扣分
器材管理（8分）	1. 血管通道耗材在有效期内，符合医院感染规范要求	3	现场查看	耗材不符合要求扣 1 分/项		
	2. 血管通道器械和耗材严格储存保管，分类放置、标识清楚	3		耗材或器械不符合要求扣 1 分/项		
	3. 按医院耗材管理要求，建立登记制度、高值耗材使用后有登记，有产品标签	2	查看高值耗材登记表	未建立高值耗材登记本全扣；漏登或无标签扣 1 分/项		
护理文书管理（12分）	1. 中心静脉置管前签署知情同意书	3	查看 2 份病历	无知情同意书全扣；知情同意书漏签名一处扣 1 分		
	2. 中心静脉导管置入及拔除前应开具医嘱、执行后签名	4		无医嘱扣 2 分/份；未签名扣 2 分/份		
	3. 血管通道置入后有记录、有观察、内容完善，符合医院护理文书书写要求	5		无记录全扣；一处不符合要求扣 2 分/份		

续表 1

评价项目	评价要点	分值	评价方法	扣分细则	扣分原因	扣分
通道管理（40分）	1. 按《静脉治疗护理技术操作规范》要求，患者静脉输液途径和静脉治疗工具选择合适	5	现场查看 2 名患者的静脉通路或询问 2 名护士静脉通道的选择	1 名患者静脉治疗工具不正确扣 2 分		
	2. 护理人员严格执行常见血管通道的置入、维护及使用规范。达到以下要求：		抽查 2 名护士现场操作或访谈			
	（1）严格执行无菌操作原则	5		违反无菌操作原则扣 1 分/项		
	（2）PICC、CVC、PORT 的维护频率正确	5		检查漏维护一次扣 2 分		
	（3）PICC、CVC、PORT 的消毒手法正确	5		消毒液选择不正确扣 1 分/项；消毒液使用顺序错误扣 1 分/项；手法操作不符合要求扣 2 分/项		
	（4）PVC、PICC、CVC、PORT 的选择正确	4		不符合要求扣 2 分/项		
	（5）PVC、PICC、CVC、PORT 冲封管手法正确	5		冲管手法不正确扣 2.5 分/项；封管手法不正确扣 2.5 分/项；		
	（6）导管固定正确，能按固定操作标准执行	5		固定不符合要求扣 1 分/项		
	3. 各导管辅助工具连接及使用正确，确保液体安全顺利输入，无渗出及外渗发生	6	现场查看 2 名患者输液通路情况	1 名患者不符合要求扣 2 分；发生液体渗出及外渗全扣		

续表 2

评价项目	评价要点	分值	评价方法	扣分细则	扣分原因	扣分
安全管理（15分）	1. 各种管道（PICC、CVC）必须有清晰的标识，注明管道的名称和日期	4	现场查看 2 名患者静脉管道	1 名患者标识不清扣 1 分；无标识全扣		
	2. 科室建立中心静脉导管统计表、数据项目统计完整	5	查看血管导管统计表 CQI 小组统计表	没有统计表全扣；记录不完整扣 1 分/项；记录错误扣 1 分/处		
	3. 血管通道不良事件上报表填写及时，内容完整、正确，能及时汇报（病区护士长、护理部、科主任），每例非计划性拔管事件有分析讨论记录	6	查看 OA 上报记录及血管通道 CQI 小组记录本、访谈护士 1 名	未上报扣 2 分；护士不了解上报流程扣 2 分；部分了解扣 1 分；没有分析报告扣 2 分；分析后无记录扣 2 分		
健康教育（15分）	1. 科室有并为患者及家属提供血管通道健康教育资料	4	现场查看、访谈 2 名患者	1 名患者不符合要求扣 2 分/项		
	2. 住院患者对血管通道相关健康教育知识掌握是否正确	5	访谈 2 名患者	未掌握扣 2 分/人、部分掌握扣 1 分/人		
	3. 患者出院时发放资料记录完整的出院宣教单，并定期随访有记录	6	现场查看随访记录、访谈 2 名带管出院患者	未掌握，不符合要求扣 2 分/人；部分掌握扣 1 分/人；无记录扣 2 分/人、记录不全扣 1 分/人		
护士素质（10分）	常见血管通维护知识（PVC、PICC、CVC、PORT，至少询问 1 类）知晓率达 80%	10	现场考核 2 名护士	未掌握扣 2 分/人；部分掌握扣 1 分/人		

十一、血管通道相关并发症原因分析表

科室：   时间：   填写人：

患者基本信息	姓名：	
住院号：	性别：□男　□女	年龄：
职业：	文化程度：	诊断：
血管通路类型： □PICC □CVC □PORT	型号：	是否本院置管：□是 　　　　　　　□否 置管人（本院置管需填）：
血管通路置管时间		
发生并发症时间		
发生并发症类型		
置管时是否采用 最大无菌屏障	□是	□否（说明原因）
是否定期维护	□是	□否（说明原因）
输液前后是否冲封管	□是	□否（说明原因）
是否进行健康宣教	□是	□否（说明原因）
是否评价患者健康 教育掌握程度	□是 掌握率：	□否（说明原因）
患者对管道维护的依从性	□绝对依从　　　□大部分依从　　　□一般 □大部分不依从　　□完全不依从	

续表

具体经过：怎么发现，发现时的症状，采取的措施，最后的结果
科室原因分析（请针对该患者发生的并发症及相关情况分析原因） 分析时间： 参加人员：   护士长签名： 时间：

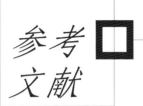

参考文献

[1] 谌永毅，李旭英. 血管通道护理技术［M］. 北京：人民卫生出版社，2015

[2] 王惠琴，金静芬. 专科护理临床实践指南［M］. 杭州：浙江大学出版社，2013

[3] 徐波，耿翠芝. 肿瘤治疗血管通道安全指南［M］. 北京：中国协和医科大学出版社，2015

[4] 刘俐，张艳琳. 1例非常规拔除中心静脉导管致肺栓塞的护理启示［J］. 护理学杂志，2011，26（15）：57-58

[5] 张萌. 综合性医院重症医学多学科协作管理模式研究［D］. 南京临床医学院，2013

[6] 周宏珍，宋慧娟. 护士长工作手册［M］. 北京：军事医学科学出版社，2014

[7] 吴欣娟，孙文彦，曹晶. 规范静脉治疗保障患者安全——《静脉治疗护理技术操作规范》的起草与编制［J］. 中国护理管理，2013，13（3）：1-3

[8] 钟晖，陈永平，牟庆云，等. 电话随访对PICC血液肿瘤患者导管相关并发症的影响［J］. 重庆医学，2014，43（7）：866-867

[9] 湖南省卫生和计划生育委员会. 湖南省医院护理工作规范［M］. 长沙：湖南科学技术出版社，2017

[10] 孙明月. 内科住院患者中心静脉置管感染危险因素调查分析［J］. 中华医院感染学杂志，2013，23（10）：2305-2307

[11] 张京慧，唐四元，贺连香，等. PICC规范化培训与管理对临床置管效果及并发症的观察［J］. 中南大学学报（医学版），2014，39（6）：638-642

[12] 刘云梅，马金秀，陈莹. 基于循证护理的PICC置管患者护理会诊模式的研究与应用［J］. 护理管理杂志，2014，14（3）：217-218

[13] 齐莉，田耕，朱雁. PICC置管101例相关问题护理会诊体会［J］. 齐鲁护理杂志，2010，16（1）：37-38

[14] 孙红. 静脉治疗护理实践研究进展［J］. 中国护理管理，2016，16

（06）：723 - 728

[15] 卫生和计划生育委员会. 静脉治疗护理技术操作规范 [J]. 中国护理管理，2014，14（1）：1 - 4

[16] 孙红，王蕾，关欣，等. 全国部分三级甲等医院静脉治疗护理现状分析 [J]. 中华护理杂志，2014，49（10）：1232 - 1237

[17] Cotogni P, Pittiruti M. Focus on peripherally inserted central catheters in critically ill patients [J]. World J Crit CareMed, 2014, 3 (4)：80 - 94

[18] Rickard C M, Marsh N M, Webster J, et al. Intravascular device adistration sets: replacement after standard versus prolonged use in hospitalised patients—a study protocol for a randomised controlled trial (The RSVP Trial) [J]. BMJ Open, 2015, 5 (2)：e007257

[19] Matey L, Camp-Sorrell D. Venous Access Devices: Clinical Rounds [J]. Asia Pac J Oncol Nurs, 2016, 3 (4)：357 - 364

[20] Babu S, Bennett J, Binks R, et al. Association of Anaesthetists of Great Britain and Ireland: Safe vascular access 2016 [J]. Journal of the Association of Anaesthetists of Great Britain and Ireland, 2016, 71 (5)：573 - 585

[21] 赵林芳. 注重细节管理提升静脉治疗安全性 [J]. 中国护理管理，2014，14（06）：566 - 569

[22] 罗艳丽，杨小玲. 静脉治疗穿刺工具的合理选择与应用 [J]. 中国护理管理，2014，14（06）：573 - 575

[23] 黄敏，魏燕萍，唐瑶，等. 提升化疗药物外渗安全管理质量的实践与效果 [J]. 中华护理杂志，2012，47（5）：428 - 429

[24] 王青，冯艳梅，崔琪. 留置针行肠外营养引起静脉炎的预防性护理 [J]. 实用临床护理学电子杂志，2017，2（34）：80 - 81

[25] 黎贵，张淑香，徐波. 化疗药物静脉外渗的循证管理 [J]. 中国护理管理，2013，13（03）：12 - 15

[26] 夏万元，许红霞. 具有肠外营养相关性肝病风险的儿科肠衰竭患者的支持指南 [J]. 中华普通外科学文献，2014，16（5）：390 - 394

[27] 朱友梅，洪玮，吴雪华，等. 品管圈活动在降低肠外营养致静脉炎发生中的应用 [J]. 护理实践与研究，2014，11（04）：93 - 94

[28] 林玉梅. 药物 pH 值合理应用降低静脉炎发生的效果 [J]. 循证护理，2016，2（4）：231 - 233

[29] 王永燕，应用消炎Ⅰ号膏预防化疗性静脉炎的效果观察 [J]．实用临床医药杂志，2014，18 (12)：115

[30] 李闽，陈冬梅，陈琴，等. PICC 相关静脉炎预防性 Mg_2SO_4 湿热敷应用时机的研究 [J]．中华全科医学，2013，11 (11)：1809－1810

[31] 胡阅丰．预防性护理对感染科长期肠外营养患者静脉炎发生率中的影响 [J]．实用临床医药杂志，2017，21 (18)：143－145

[32] 王海霞，程青虹，龙检，等．不同糖脂供能比肠外营养对中心静脉导管感染的影响 [J]．护理学杂志，2015，30 (17)：87－89

[33] Alexander M，Corrigan A，Gorski L，et al. Infusion nursing：an evidence-based approach [M]. 3rd ed. St Louis：Saunders/Elsevier，2010

[34] Weinstein S M，Hagle M E. Plumer's principles and practice of infusion therapy [M]. 9th ed. Philadelphia：Lippincott Williams & Wilkins，2014

[35] Hagle ME，Mikell M. Peripheral venous access. In：Weinstein SM，Hagle ME，eds. Plumer's principles and Practice of Infusion Therapy [M]. 9th ed. Philadelphia，PA：Wolters Kluwer/Lippincott Williams & Wilkins；2014：303－334

[36] Gerski L，Hagle M，Bierman S. Intermittently delivered IV medi-cation and PH：reevaluating the evidence [J]. J Infus Nurs. 2015，38 (9)：27－46

[37] 胡明明，沈小芳，顾平，等．外周静脉中等长度导管的临床应用研究现状 [J]．护理研究，2015，29 (31)：3845－3848

[38] 胡明明，沈小芳，顾平，等．国外中等长度导管的应用研究及启示 [J/OL]．护理学报，2015，22 (12)：33－35

[39] 李俊英，罗艳丽，余春华．外周中心静脉导管技术的临床应用 [M]．北京：科学出版社，2013

[40] 范育英，何艳，胡雯，等．肿瘤患者 PICC 健康教育知识知晓状况及其影响因素分析 [J]．齐鲁护理杂志，2015，21 (07)：12－15

[41] Inez N，James P H. The Efficacy of Upper Arm Placement of Peripherally Inserted Central Catheters Using Bedside Ultrasound and Microintroducer Technique [J]. J Infus Nurs，2008，31 (3)：165－176

[42] 张晓菊，陆箴琦，戴宏琴，等．超声导引结合改良塞丁格技术行上臂 PICC 置入与盲穿置管的比较 [J]．中华护理杂志，2011，46 (1)：42－45

［43］王会英，李静．中心静脉导管相关血流感染原因分析及护理进展［J］．护士进修杂志，2016，31（15）：1382－1385

［44］何越，孙艳萍，李宁，等．血液恶性肿瘤患者应用 PICC 与植入式静脉输液港的效果比较［J］．中华护理杂志，2012，47（11）：1001－1003

［45］毕铁强，周军，汪瑞，等．完全植入式静脉输液港与经外周静脉穿刺中心静脉置管在乳腺癌患者化疗中的应用效果比较［J］．中华乳腺病杂志（电子版），2014，8（02）：103－108

［46］李春燕．美国 INS2016 版《输液治疗实践标准》要点解读［J］．中国护理管理，2017，17（02）：150－153

［47］贾艳焕，李育玲，赵君．外周静脉留置针所致静脉炎的预防性护理［J］．护理研究，2014，28（18）：2271－2285

［48］李亚飞，汪洋，张晓菊．中心静脉导管拔管窘迫综合征的病因及预防研究进展［J］．中华护理杂志，2012，47（06）：571－573

［49］Deutsch G B，Sathyanarayana S A，Singh N，et al. Ultrasound guided Placement of Midline Catheters in the Surgical Intensive Care Unit：A Cost-effective Proposal for Timely Central Line Remova［J］．J Surg Res，2014，191（1）：1－5

［50］孔秋焕，刘玉珊，冯艳丹．植入式静脉输液港在肿瘤患者中的应用及护理［J］．现代临床护理，2013，12（10）：39－41

［51］邹静荷，严小红，梁素岚．植入式静脉输液港在肿瘤化疗患者中的并发症原因分析及护理［J］．护士进修杂志，2013，28（14）：1329－1330

［52］国仁秀，查云萍．植入式静脉输液港在肿瘤化疗中的应用及护理进展［J］．护士进修杂志，2015，30（15）：1363－1365

［53］Alexander M，Gorski L，Corrigan A，et al. Technical and clinical application. In：Alexander M，Corrigan M，Corrigan L，Phillips L，eds. Core Curriculum for Infusion Nursing. 4th ed. Philadelphia，PA：Wolters Kluwer/Lippincott Williams& Wilkins，2014：1－85

［54］王奎健．具有数字化处理功能的胃肠机［P］．广东：CN2678566，2005－02－16

［55］李建刚．数字化胃肠造影的临床应用［J］．实用医技杂志，2004（11）：1409－1410

［56］冯竞，朱渊，刘晓芯．肺癌术后中心静脉拔管窘迫综合征的护理［J］．上海交通大学学报（医学版），2013，33（05）：597－599

［57］高峰，张胜. 飞利浦 Duo Diagnost 数字胃肠机故障维修 3 例 ［J］. 北京生物医学工程，2017，36（6）：655

［58］秦启彤，石悦. 医务人员职业暴露的法律保护 ［J］. 中国卫生事业管理，2016，33（01）：53－55

［59］陈梅，储小红. 医务人员职业暴露调查与干预 ［J］. 实用临床医药杂志，2016，20（12）：164－165

［60］Zhang X，Yue G，Cui M，et al. Needlestick and Sharps Injuries Among Nurses at a Teaching Hospital in China ［J］. Workplace Health Saf，2015，63（5）：219－225

［61］Mischke C，Verbeek J H. Gloves，extra gloves or special types of gloves for preventing percutaneous exposure injuries in healthcare personnel. ［J］. Cochrane Database of Systematic Reviews，2014，3（3）：CD009573

［62］鲍娟，王方，胡传来. 综合医院实习护生针刺伤的调查研究 ［J］. 护理管理杂志，2015，15（2）：135－136

［63］刘春丽，刘腊根，陈传英，等. ECG 技术在 PICC 头端定位中的研究进展 ［J］. 护理与康复，2017，12（12）：1271－1275

［64］Chopra V，Flanders S A，Saint S，et al. The Michigan Appropriateness Guide for Intravenous Catheters（MAGIC）：results from an international panel using the RAND/UCLA Appropriateness Method ［J］. Ann Intern Med，2015，163（suppl 6）：S1－S39

［65］Perin G，Scarpa M. Defining central venous line position in children：tips for the tip ［J］. J Vasc Access，2015，16（2）：77－86

［66］卢根娣，杨亚娟. 静脉输液质量控制指南 ［M］. 上海：第二军医大学出版社，2015

［67］ISMP. Safe practice guidelines for adult IV push medications.（2015－08－17）http：//www. ismp. org/tools/guidelines/IVSummitPush/IV-PushMedGuidelines. pdf.

［68］尤黎明，吴瑛. 内科护理学 ［M］. 第 5 版. 北京：人民卫生出版社，2013

［69］贺学宇，李建国，王练. 心房内心电图辅助经外周置入中心静脉导管定位 ［J］. 医学新知杂志，2008，18（2）：83－84

［70］李建国，杜朝晖，周青，等. 心内心电图辅助中心静脉导管定位 ［J］. 中国临床营养杂志，2005，13（1）：24－28

［71］周莲清，谌永毅，王佳丽，等. 心房内心电图引导 PICC 尖端定位方法的临床应用研究［J］. 护士进修杂志，2013，28（22）：2021－2023

［72］王建荣. 输液治疗护理实践指南与实施细则［M］. 北京：人民军医出版社，2009

图书在版编目（ＣＩＰ）数据

血管通道护理管理与实践 ／ 李旭英，黄钢，谌永毅主编. －－ 长沙 ：湖南科学技术出版社，2020.1
ISBN 978-7-5710-0128-5

Ⅰ．①血… Ⅱ．①李… ②黄… ③谌… Ⅲ．①血管外科学－护理学 Ⅳ．①R654.3

中国版本图书馆 CIP 数据核字(2019)第 058037 号

血管通道护理管理与实践

主　　编：李旭英　黄　钢　谌永毅
责任编辑：梅志洁
出版发行：湖南科学技术出版社
社　　址：长沙市湘雅路 276 号
　　　　　http://www.hnstp.com
湖南科学技术出版社天猫旗舰店网址：
　　　　　http://hnkjcbs.tmall.com
邮购联系：本社直销科 0731-84375808
印　　刷：湖南省誉成广告印务有限公司
　　　　　（印装质量问题请直接与本厂联系）
厂　　址：长沙市环保中路 188 号国际企业中心
邮　　编：410116
版　　次：2020 年 1 月第 1 版
印　　次：2020 年 1 月第 1 次印刷
开　　本：710mm×1000mm　1/16
印　　张：15
字　　数：300000
书　　号：ISBN 978-7-5710-0128-5
定　　价：78.00 元